Hans-Günter Berner

BLACKOUT PASSÉ

**Mit Nährstoffen zu optimaler
Konzentration und Leistungsfähigkeit**

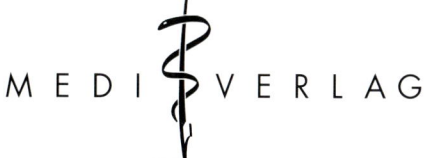

MEDI VERLAG

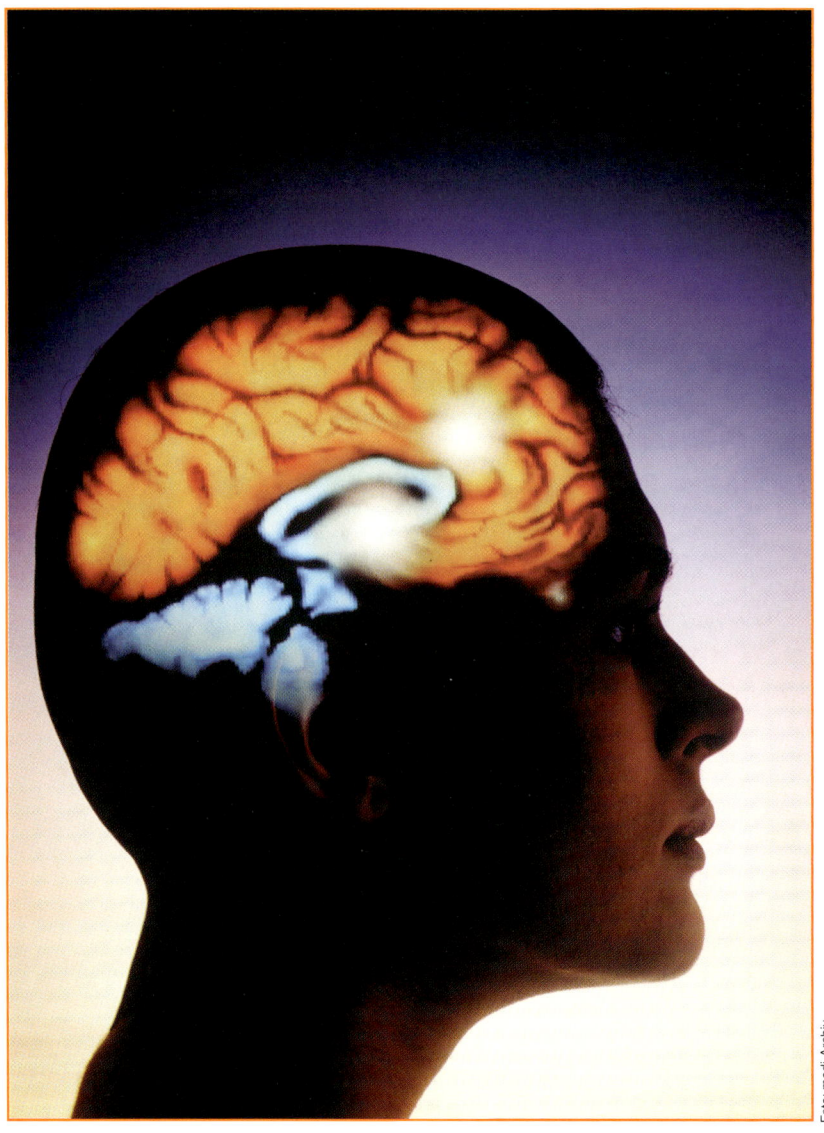

Foto: medi Archiv

Niemand weiß bis heute, wie unsere Persönlichkeit und unsere Individualität entstehen. Am Mysterium Hirn werden die Grenzen der Wissenschaft deutlich.

DAS WUNDER DES DENKENS

Um das Nährstoffkonzept für eine optimale Hirnfitness zu verstehen, ist es wichtig, zunächst einen Blick auf die Anatomie des Gehirns zu werfen – und zu begreifen, wie die Informationsverarbeitung im Hirn vonstatten geht. Dann wird auch klar, was Nährstoffe dazu beitragen können.

Denn eigentlich ist es unvorstellbar: Ein glibberiger, drei Pfund schwerer grauer Klumpen hat die Maya-Pyramiden ersonnen, Symphonien komponiert und Raketen konstruiert. Nur wie es das Ganze angestellt hat – das hat bislang kein Hirn herausbekommen.

Dabei fasziniert die Hirnforschung die Menschheit schon seit vielen Jahrhunderten. Bevor allerdings High-Tech den Blick in den Kopf ermöglichte, waren die Hirnforscher auf die Beobachtung an Menschen angewiesen, bei denen beispielsweise ein Unfall das Hirn schädigte, die aber trotzdem hinterher weiterlebten.

Kaum faßbar: Ein glibberiger Klumpen komponiert und konstruiert.

Ein Beispiel war der amerikanische Gleisarbeiter Phineas Gage, der 1848 versuchte, mit einer Eisenstange Schwarzpulver in ein Bohrloch zu stopfen. Die Stange schlug Funken, und das Pulver explodierte.

Wie ein Geschoß durchstieß die ein Meter lange und vier Zentimeter dicke Stange Gages Kopf. Trotzdem überlebte er – und hatte damit scheinbar sein Glück gemacht. Denn fortan tingelte er mit-

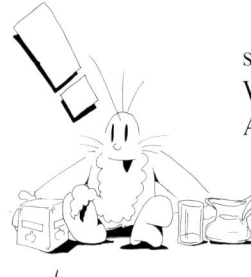

Schon immer wollten die Menschen wissen, wo das Denken wohl sitzt.

samt Stange als Schaubudenwunder durch den Wilden Westen. Viele Freunde hatte er allerdings nicht mehr: Aus dem hilfsbereiten, freundlichen jungen Mann war ein echtes Ekel geworden. Der Unfall hatte einen Teil seiner Stirnwindungen zerstört, in dem seine Persönlichkeit verborgen war.

Fortan interessierten sich die Hirnforscher besonders für diesen Bereich im vorderen Schädelbereich, unter dem sie das geortet haben glaubten, was der Mensch als „Ich" bezeichnet. Schon damals fanden sie beispielsweise heraus, daß Patienten mit Schäden im linken Schläfenbereich zwar redegewand daherfabulierten, doch daß dieser Wortschwall überhaupt keinen Sinn ergab. Lag die Verletzung allerdings nur ein winziges Stückchen weiter vorne, konnten die Patienten nur noch mühsam Worte hervorbringen, diese hatten aber dafür einen Sinn.

Solche und ähnliche Begebenheiten ermunterten die Hirnforscher vergangener Zeiten zu dem Versuch, eine Art Landkarte vom Gehirn zu entwerfen. Bald allerdings zeigten sich auch die Grenzen dieser Hirnvermessung, denn je weiter die Forschung an die komplizierten Aufgaben herankam, die offensichtlich vom Hirnteil hinter Schläfen und Stirn erledigt werden, desto verworrener wurde das Ganze.

So lag diese Hirnvermessung lange auf Eis. Erst vor etwa zehn Jahren nahm das amerikanische Forscherehepaar Antonio und Hannah Damasio diese Erforschung wieder auf und versuchte nun, mit Hilfe modernster Technologie einen genaueren Blick ins lebende Gehirn zu erhaschen.

In ihrem Forschungslabor in der Universitätsklinik von Iowa City steht eine riesige Apparatur, die diese

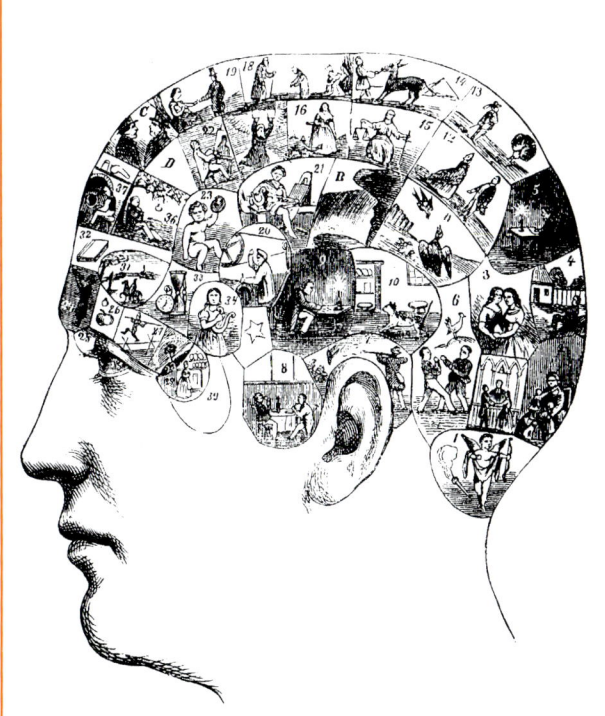

Foto: Archiv Gerstenberg

Organ

A. der Gattenliebe, B. des Stolzes, C. des Begriffssinnes, D. der Anmuth, 1. der Geschlechtsliebe, 2. der Aelternliebe, 3. der Freundschaft, 4. der Heimatsliebe, 5. der Emsigkeit, 6. des Kampfsinnes, 7. des Zerstörungssinnes, 8. der Eßlust, 9. des Erwerbssinnes, 10. der Verschwiegenheit, 11. der Vorsicht, 12. des Ehrgeizes, 13. der Selbstachtung, 14. der Festigkeit, 15. der Gewissenhaftigkeit, 16. der Hoffnung, 17. der Gläubigkeit, 18. der Demuth, 19. der Gutmüthigkeit, 20. des Bausinnes, 21. des Idealitätssinnes, 22. des Nachahmungssinnes, 23. des Frohsinnes, 24. des Beobachtungssinnes, 25. des Formsinnes, 26. des Maßsinnes, 27. des Wägesinnes, 28. des Farbensinnes, 29. des Ordnungssinnes, 30. des Zahlensinnes, 31. des Ortssinnes, 32. des Erinnerungssinnes, 33. des Zeitsinnes, 34. des Tonsinnes, 35. des Sprachsinnes, 36. des Causalitätssinnes, 37. des Vergleichssinnes.

Das Denken – eine Landkarte? So stellte man sich um 1860 die Aufgabenteilung des Gehirns vor: Der Gatten- und Heimatliebe war beispielsweise ein eigener Bereich vorbehalten.

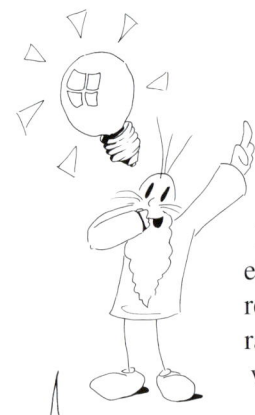

Untersuchung möglich macht. „Positronen Emissions-Tomograpie", kurz „PET", heißt die Technologie, die die Hirnforschung ein ganzes Stück vorangebracht hat.

Mit ihrer Hilfe können Forscher wie die Damasios einem Menschen beim Denken zusehen: Dazu injizieren sie ihrem Patienten Zucker, der für ganz kurze Zeit radioaktiv ist. Dieser sammelt sich vor allem in aktiven Hirnzellen, weil diese ihn zur Energiegewinnung brauchen. Diese schwache Radioaktivität erscheint im PET als Farbe. Ihre Beobachtungen untermauerten eine Theorie, die seitdem von der Hirnforschung allgemein als richtig anerkannt wird: Unser Gehirn funktioniert nicht, wie früher angenommen, wie ein Aktenschrank, in

Unser Hirn ist kein Aktenschrank. Sein Prinzip ist die Aufgabenteilung.

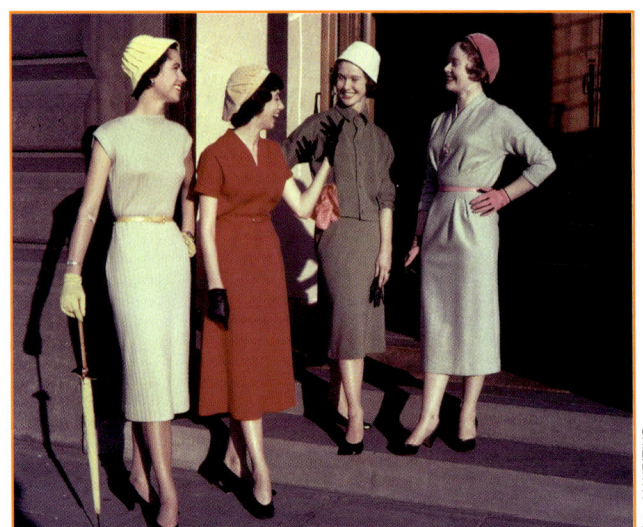

„Das ist unser alter Schuleingang – aber wer sind die Damen…?" Erinnerungen wachzurufen ist für das Gehirn Hochleistungssport.

Sterne in der Milchstraße gibt. Allein in einem Kubikmillimeter Großhirnrinde (also einem Stückchen von einem Millimeter mal einem Millimeter mal einem Millimeter) stecken 40.000 Nerven, und jede einzelne steht mit 4.000 bis 10.000 anderen über sogenannte „Synapsen", also Nervenverbindungen, in Kontakt. Bei 100 Billionen Synapsen hat das Gedankennetz eine Länge von 100.000 Kilometern.

Mit diesem Nervennetz werden wir geboren: Im Gegensatz zum restlichen Körper hat das Gehirn bereits seine fertige Form, wenn wir das Licht der Welt erblicken. Daß wir mit zunehmendem Alter klüger werden, liegt deshalb auch nicht daran, daß das Gehirn wächst. Vielmehr ist die Menge der Schalt- und Kontaktstellen der Nerven zueinander der Faktor, der Intelligenz und Erfahrung ausmacht. Je mehr Kontakt ein Nerv zu anderen hat, je mehr „Verdrahtungen" also möglich sind, umso klüger ist der Mensch.

Wieviel davon allein Trainingssache ist, beweisen Laborversuche: Sie haben gezeigt, daß etwa nur ein Drittel aller Nervenkontakt-Punkte genetisch festgelegt sind, der Rest entsteht abhängig davon, wieviele Reize auf einen Menschen in den ersten Lebensjahren einstürmen. Irgendwann ist diese Entwicklung dann abgeschlossen – was Hänschen nicht lernt, lernt Hans eben nimmermehr.

Unsere Hirnnerven sind ausgebreitet 100.000 Kilometer lang.

Hauchzarte Kabel: die Hirnnerven

Jede Hirnnervenzelle ist ein hochkomplexes System, das mit einem Computer vergleichbar ist: Auch er funktioniert mit zarten, elektrischen

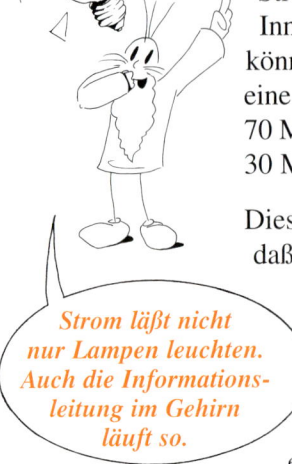

Strom läßt nicht nur Lampen leuchten. Auch die Informationsleitung im Gehirn läuft so.

Strömen: Fließt ein Strom, zirkulieren im Hirn-Inneren auch Informationen. Bleibt der Strom aus, können auch keine Nachrichten fließen. In Ruhe hat eine Nervenzelle ein elektrisches Potential von minus 70 Millivolt, leitet sie gerade einen Reiz weiter, fließen 30 Millivolt: Experten sagen, die Zelle „feuert".

Diese elektrischen Ströme kommen dadurch zustande, daß nach einem ausgeklügelten System stromerzeugende Natrium- und Kaliumionen ein- und ausströmen. Durch dieses Wechselspiel entsteht ein elektrischer Impuls, der dann an der Nervenzelle weiter entlangläuft. Im Moment der Reizentstehung oder auch kurz danach ist eine Nervenzelle nicht für einen neuen Reiz aufnahmefähig.

Dieses Phänomen machen sich erfahrene Kinderärzte zunutze: Müssen sie Ihre kleinen Patienten impfen, klapsen sie ihnen oft auf den Po – und piksen dann rasch die Nadel hinterher. Weil die Nerven noch mit der „Verarbeitung" des Klapses beschäftigt sind, können sie den „Piks-Schmerz" nicht weiterleiten.

Wichtig für eine optimale Informationsverarbeitung im Hirn ist aber nicht, wie lang oder wie dick ein Nerv ist. Dreh- und Angelpunkt einer optimalen Informationsvermittlung im Hirn sind die Kontaktstellen zwischen den einzelnen Hirnnerven, die „Synapsen". Ihre Anzahl und Vielfalt entscheidet darüber, wie gut das Hirn komplexe Sachverhalte verarbeiten kann – einfach, weil über die Synapsen viele Nervenbahnen in immer neuen Kombinationen zusammengeschaltet werden können.

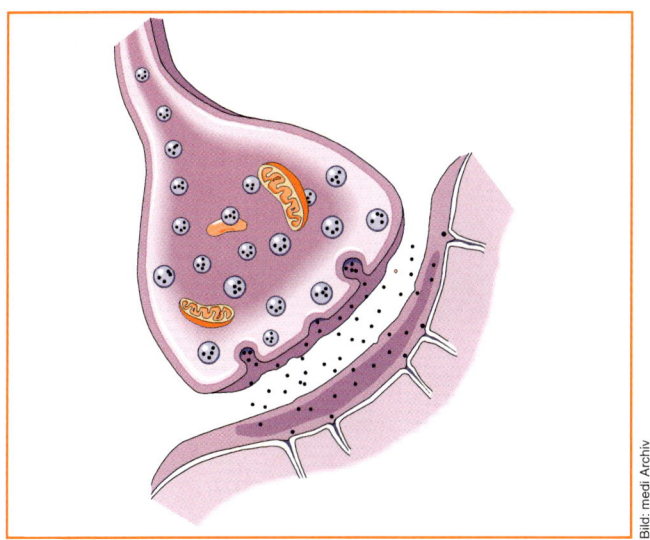

Bild: medi Archiv

Wo ein Nerv auf den nächsten trifft, kann der Reiz nicht mehr elektrisch weiterlaufen. Deshalb steigt er auf chemische Überträgersubstanzen um. Zum Aufbau dieser Neurotransmitter sind bestimmte Nährstoffe wie zum Beispiel das Cholin nötig.

Ohne sie geht nichts: Nervenbotenstoffe

Nur unter dem Mikroskop erkennt man die feinen Spalten zwischen den einzelnen Nervenzellen, die Synapsen. Soll nun eine bestimmte Information von einem Nerv auf den nächsten weitergeleitet werden, muß die dafür zuständige elektrische Energie irgendwie diesen Spalt zwischen den Nervenenden überwinden. Dafür sorgt ein genialer Trick: Flitzt elektrische Energie durch einen Nervenstrang, gelangt sie irgenwann an seinem Ende an.

Ist dort genügend aufgestaute Energie vorhanden, lösen sich kleine Kügelchen, die am Ende der Synapse hän-

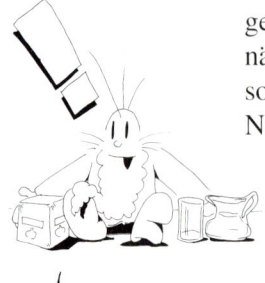

gen und schwimmen wie kleine Boote zum Beginn der nächsten Nervenzelle, auf der der Reiz weiterlaufen soll. Diese kleinen Kügelchen sind Neurotransmitter, Nervenbotenstoffe. So kompliziert dies klingt – es macht doch sehr viel Sinn. Denn wären alle Nervenenden fest miteinander verdrahtet, gäbe es ja nicht so viele Kombinationsmöglichkeiten – und wir blieben dumm.

Nährstoffe peppen die Hirnleistung auf - sowohl lang- als auch kurzfristig.

Das Denken ist ein wahres Wunder. Bedenkt man jedoch, wie viele Vorgänge hierfür reibungslos klappen müssen, wird klar, wie anfällig das perfekt scheinende System ist. Anfällig ist das Gehirn vor allem für einen Mangel an Nährstoffen verschiedenster Art: Fehlen Eiweißbestandteile, kann es nicht genügend Neurotransmitter aufbauen, fehlen B-Vitamine und Zucker, klappt es mit der Energiegewinnung nicht. Und schließlich: Fehlen bestimmte Schutzstoffe, sogenannte Radikalfänger, kann das Gehirn auch langfristig schaden nehmen. Neue Forschungen weisen darauf hin, daß freie Radikale Ursache so gefürchteter Krankheiten wie die Parkinsonsche Krankheit oder Alzheimer sind – und daß Nährstoffe einen gewissen Schutz bieten.

Dabei ist es noch gar nicht lange her, daß die Schulmedizin es quasi für unmöglich hielt, daß gerade das Gehirn von äußeren Einflüssen wie etwa Nährstoff-Schwankungen im Blut ausgesetzt sei. Diese Wissenschaftler hatten ein starkes Argument auf ihrer Seite: die sogenannte „Blut-Hirn-Schranke". Diese spezielle Zellschicht ist nur dafür da, eine Barriere zu errichten zwischen dem Gehirn und dem restlichen Körper. Gedacht ist dies als Schutz für die zentrale Schaltstelle: Für die meisten schädlichen

Stoffe, die im Blut gelöst sind, ist die Blut-Hirn-Schranke unüberwindbar.

Analog vermutete man, daß diese Blockade auch für Nährstoffe gelte, ist doch das Gehirn für eine optimale Funktion auf sehr stabile Verhältnisse in den Zellen angewiesen, ein Übermaß an reizsteigernden oder besänftigenden Nervenbotenstoffen in unpassenden Situationen hielt man für unmöglich.

Für genauso undenkbar hielt man es, daß beispielsweise eine Flutwelle von Eiweißbestandteilen aus einem guten Steak oder einer ordentlichen Portion Quark den Spiegel bestimmter Neurotransmitter nach oben drücken könnte – oder daß eine eiweißarme Ernährung auch zu einem Defizit an bestimmten Nervenbotenstoffen führen könnte.

Diese offizielle Lehrmeinung änderte sich erst mit Beginn der achtziger Jahre: Der amerikanische Forscher Professor Richard Wurtman vom Massachusetts Institute of Technology zeigte in seinen Versuchen an Tieren, daß Nährstoffe sogar innerhalb weniger Minuten die gesamte Stoffwechsellage des Gehirns beeinflussen können. Damit machte Wurtman den Weg frei für einen ganz neuen Zweig der Ernährungsforschung. Seitdem sind viele gute Studien durchgeführt worden, die belegen, wie sich mit Nährstoffen eine gute Hirnleistung erreichen und auch halten läßt – und wie sie helfen, Hirnkrankheiten vorzubeugen.

Eine Eiweiß-Flutwelle kurbelt die Neurotransmitter-Produkton an.

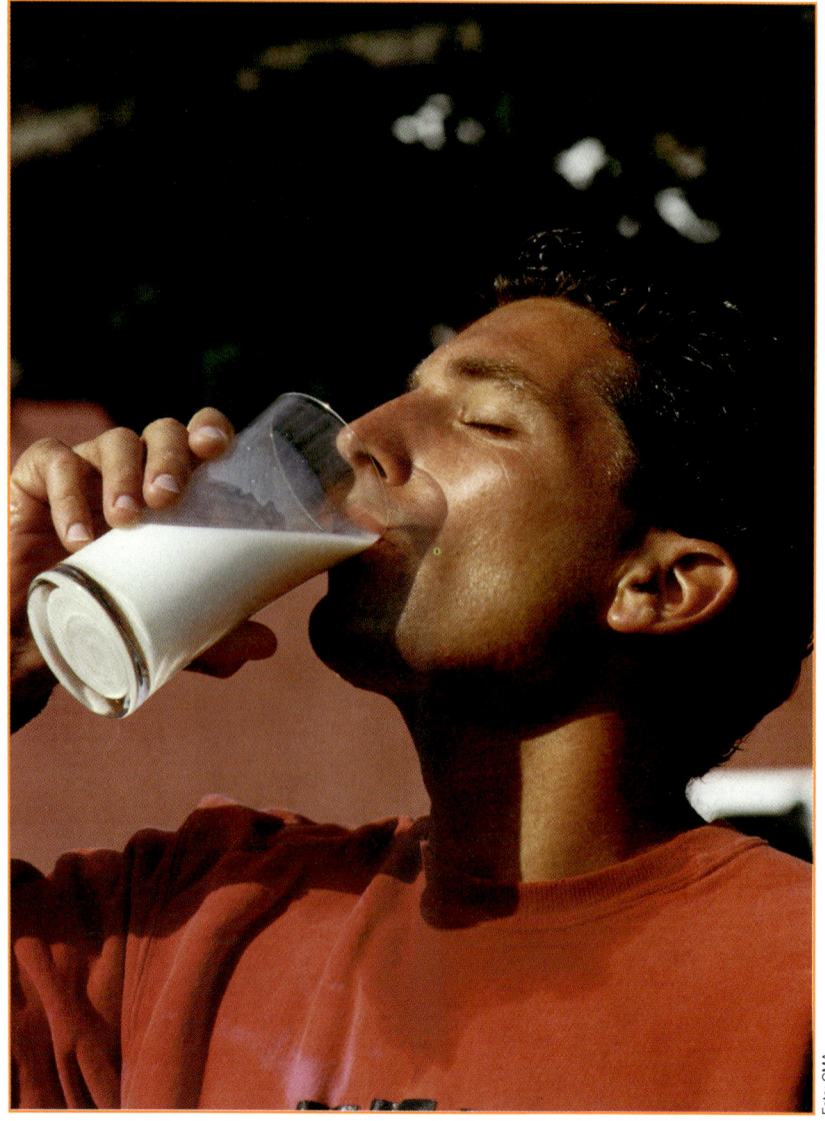

Wenn Sie viel leisten müssen, sind Eiweiße Ihr Partner:
egal ob für den Sport oder das Büro.

Foto: CMA

NÄHRSTOFFE FÜR DEN SOFORTBEDARF

Eiweiße liefern Nervenbotenstoffe

Eine Schlüsselstellung für eine optimale Hirnfunktion nehmen die „Neurotransmitter" ein – die Nervenbotenstoffe, die für die Reizübertragung im Gehirn zuständig sind. Läuft ein Signal auf einer Nervenbahn hinab, gelangt es zwangsläufig einmal an das Ende des Nervs.

Hier wird dieser elektrische Reiz in ein chemisches Signal umgewandelt: Die Neurotransmitter übernehmen diese Informationsweiterleitung und wandern zum nächsten Nervenende, konzentrieren sich dort wieder und schieben so einen neuen elektrischen Impuls an, der dann auf der neuen Nervenbahn weitersaust – bis zum nächsten Nervenende.

Der Bedarf an Neurotransmittern kann manchmal erhöht sein. Zu solchen Lebenssituationen gehören unter anderem Streßperioden. Wer also ständig unter Hochdruck arbeitet, braucht auch von bestimmten Neurotransmittern größere Mengen. Einige Neurotransmitter kann der Körper zwar in einer Art „Recycling" wieder zurückgewinnen, andere jedoch muß er neu aufbauen.

Wer unter Hochspannung steht, braucht mehr Power-Transmitter.

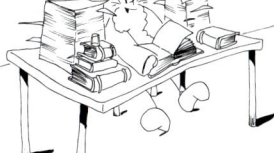

Die Bausubstanz für diesen Aufbau liefern die Aminosäuren, die kleineren Einheiten, aus denen sich

Eiweiße zusammensetzen. Einige dieser Aminosäuren kann der Körper ebenfalls selbst herstellen, bei anderen ist er auf die Zufuhr durch die Nahrung angewiesen. Kann sie der Körper produzieren, nennen Wissenschaftler diese Aminosäuren „nicht-essentiell", ist er dazu nicht in der Lage, heißen sie „essentiell".

Eine gute Portion Quark ist also Hirnnahrung: Als guter Eiweißlieferant versorgt er den Körper auch mit den Bausteinen für Neurotransmitter. Allerdings kann dies eine gewisse Weile dauern: Chemisch gesehen bestehen Eiweiße aus langen Aminosäureketten, die erst im Darm geknackt werden müssen, bis die Aminosäuren ins Blut und schließlich auch ins Gehirn gelangen können. Je länger diese Eiweißketten sind,

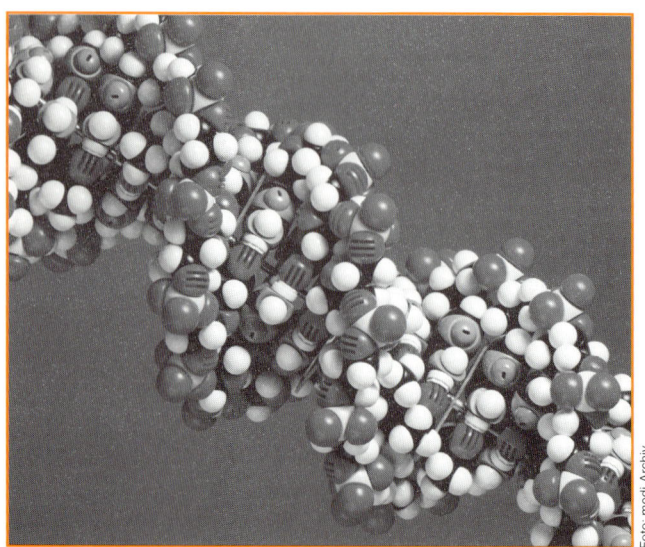

Foto: medi Archiv

Eiweiße bestehen chemisch gesehen aus vielen kleinen Untereinheiten, den Aminosäuren. Diese Bausteine muß sich der Körper erst erschließen, bevor er sie weiterverwenden kann.

umso mehr Zeit vergeht, bis sie dem Gehirn zur Verfügung stehen.

Geht es um die rasche Versorgung mit diesen wichtigen Stoffen, greift man also besser auf besonders kurzkettige Eiweiße zurück. Diese bezeichnen Wissenschaftler als „Peptide". Sind davon einige wenige zusammengefügt, heißen sie „Oligo-Peptide". Diese Oligopeptide sind eine hervorragende Quelle für Aminosäuren, die innerhalb kürzester Zeit im Gehirn ankommen sollen.

Neurotransmitter sind dafür verantwortlich, wie wir uns gerade fühlen: Einige von ihnen bringen uns in Sekunden von Null auf Hundert, andere brauchen wir für gute Konzentrationsfähigkeit, und wiederum andere sorgen für Entspannung und Wohlbehagen. Wer weiß, wie sich die Konzentration dieser Nervenbotenstoffe im Gehirn über die Ernährung verändern läßt, kann viel für seine geistige Leistungsfähigkeit tun.

Neurotransmitter bringen uns von Null auf Hundert – oder lassen uns schlafen.

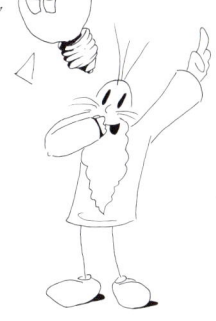

Auf Zack mit Tyrosin

Schlüsselfigur für eine ganze Reihe von wichtigen Neurotransmittern ist die Aminosäure Tyrosin. Tyrosin selbst ist nicht-essentiell, kann also vom Körper selbst hergestellt werden. Dazu benötigt er allerdings die essentielle Aminosäure L-Phenylalanin, auf deren Zufuhr wir also durch die Nahrung angewiesen sind.

Aus Tyrosin (bzw. Phenylalanin) stellt der Körper Neurotransmitter her, die die Wachsamkeit und die Konzentrationsfähigkeit fördern. Sie machen wach

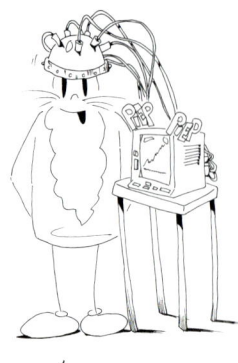

und aktiv und drosseln das Hungergefühl. Diese Gruppe der Neurotransmitter bezeichnen Hirnforscher als „Katecholamine". Dazu zählen etwa das Dopamin, das Noradrenalin und das Adrenalin, wobei die eine Substanz jeweils die chemische Vorstufe der nächsten ist.

- Dopamin steuert emotionale und geistige Reaktionen, aber auch unsere Bewegungsplanung.

- Noradrenalin wird vor allem in Arealen des Hirnstammes produziert, deren Aktivität unseren Wachzustand, insbesondere die Anpassung an psychische Belastungen, bestimmt.

Aminosäuren können regelrecht aufputschen. Tyrosin hält über 20 Stunden wach.

- Adrenalin ist auch schon in der Umgangssprache Synonym für hundertprozentige Power geworden – wessen Adrenalinspiegel auf hundert steht, dem geht man besser aus dem Weg.

Auch das Norepinefrim und das Epinefrim zählen zu diesen leistungssteigernden Neurotransmittern.

Wie wirkungsvoll die Aminosäure Tyrosin wach und konzentriert hält, ist gut bekannt: Im Falkland-Krieg gegen Argentinien putschten sich die Piloten der Royal Air Force mit Mega-Dosierungen Tyrosin auf und waren so über 20 Stunden hinweg wach und konzentriert.

Acetylcholin – der Klassiker

Acetylcholin ist der älteste bekannte Neurotransmitter überhaupt: Mit seiner Entdeckung im Jahre 1920 stieß der deutsche Pharmakologe Otto Loewi die Tür auf zur heutigen Neurotransmitter-Forschung. Kurze Zeit später fand man auch heraus, wie dieser wichtigste Neurotransmitter gebildet wird, der in etwa 15 Prozent aller Nervenzellen des Körpers vorkommt.

Acetylcholin ist für die rasche Erregungsweiterleitung zuständig, ist aber auch unentbehrlich für höhere geistige Leistungen wie etwa das Lernen. Eine

E 605: EIN SCHRECKLICHES GIFT

Acetylcholin, der „Power-Transmitter", ist auch Spezialist für die Reizübertragung vom Nerv auf den Muskel. Das ist gut für den schnellen Sprint. Damit diese Anspannung wieder ein Ende findet, wird das Acetylcholin nach Gebrauch rasch abgebaut, dafür sorgt ein bestimmtes Enzym.

Hier sitzt der Wirkmechanismus des berüchtigten Insektengifts E605: Es hemmt dieses Abbau-Enzym. Der Erreger-Botenstoff Acetylcholin reichert sich dann innerhalb von Minuten immer weiter an, und die Vergifteten bekommen einen – letztlich tödlichen – Muskelkrampf am ganzen Körper.

Unterversorgung mit Acetylcholin führt zu Gedächtnisverlust, zu einer geringeren Lernfähigkeit, schlechterem Erinnerungsvermögen und minderer Intelligenz.

Obwohl diese Substanz bereits so lange bekannt ist, erforscht man erst seit relativ kurzer Zeit die positive Wirkung der Ernährung auf die Versorung des Körpers mit ihren Grundbausteinen, Cholin und Essigsäure. Vor allem das Cholin ist dabei ins Zentrum des Interesses gerückt, denn viele Studien gerade zum Thema Hirnleistung belegen eindrucksvoll die positiven Effekte, die sich mit einer ausreichenden Cholinversorung erreichen lassen. Cholin ist Bestandteil des Lecithins, das besonders reichlich in Soja und Eiern enthalten ist.

Cholin ist Bestandteil des Lecithins, das wiederum in Soja und Eiern steckt.

Cholin kann der Körper auch selbst herstellen, eine Vorstufe des Cholins ist die Aminosäure Serin. Cholin und Serin spielen also eine zentrale Rolle, wenn es darum geht, die Hirnleistung in kurzer Zeit anzukurbeln. Beide sind aber auch wichtig für einen langfristigen Hirnschutz, denn sie schützen die Hirnzellen vor dem Starrwerden (siehe Kapitel 4).

Kribbelig durch Glutamat

Glutamat steckt als Geschmacksverstärker vor allem in China-Gerichten.

Ein Aufpepper erster Güte ist auch die Aminosäure Glutamat, die selbst auch als Neurotransmitter wirken kann. Eben weil die aufputschende Wirkung von Glutamat so heftig ist, ist seine Konzentration in Blut und Gehirn relativ niedrig, und das ist auch gut so. Ins Handwerk pfuscht der Natur hier wieder einmal der Mensch: Der Geschmacksverstärker Natrium-Glutamat ist ein Salz dieser Aminosäure und wird in immer mehr Fertiglebensmitteln eingesetzt.

Früher war diese Substanz vor allem in der chinesischen Küche beliebt, was dann auch den unangenehmen Folgen dieser Substanz den Namen „China-Restaurant-Syndrom" eintrug: Die Auswirkungen dieser Überdosis Glutamat reichen von unangenehmem Kribbeln in Händen und Füßen, Schwächeanfällen, Herzklopfen, Muskelzuckungen und Übelkeit. Diese Symptome können bereits während des Essens oder bis zu einer halben Stunde danach auftreten.

Der Geschmacksverstärker Glutamat ist auch als Migräneauslöser in Verdacht gekommen, manche Forscher bringen ihn sogar mit dem Entstehen von

Hirnkrankheiten in Verbindung. Wer also auf eine gute Hirnleistung Wert legt, sollte bei jeder Fertigmahlzeit Vorsicht walten lassen: Erst die Inhaltsliste lesen und notfalls die Tütensuppe beiseite legen. Ein frischer Salat tut Ihnen ohnehin besser.

Auf eine zusätzliche Glutamat-Zufuhr sind wir nicht angewiesen – verzichten können wir auf die Substanz aber auch nicht: Aus ihr stellt der Körper die „Gamma-Amino-Buttersäure" (kurz: „GABA") her. Dieser Neurotransmitter sorgt – ganz im Gegensatz zu seinem Vorgänger – für Ruhe und Stabilität an den Wänden der Synapsen, der Nervenspalten.

Ruhig Blut mit Tryptophan

Für eine gute Konzentrations- und Gedächtnisleistung bringt es natürlich wenig, nur allein aufgeputscht zu sein. Optimale Konzentration erfordert Wachheit – aber auch Ruhe. Diese Funktion übernimmt eine Aminosäure, die deshalb auch weltberühmt geworden ist: Tryptophan. Das Tryptophan ist die Vorstufe zum entspannenden und (in größeren Mengen) auch schlafanstoßenden Neurotransmitter Serotonin, der wiederum vom Körper in das ebenso populäre Schlafhormon Melatonin umgewandelt werden kann.

Heiße Milch mit Honig: Heute ist die Wirkung wissenschaftlich erklärbar.

Wie entspannend Tryptophan bzw. Serotonin ist, wußten schon unsere Großmütter, ohne daß sie je ein Wort über Hirnforschung gelesen hätten. Der Tip, für eine gute Portion Schlaf ein warmes Glas Milch mit Honig zu trinken, ist auch biochemisch gesehen sehr clever: In der Milch ist – neben anderem

– die Aminosäure Tryptophan enthalten, der Zucker aus dem Honig sorgt dafür, daß große Tryptophan-Mengen ins Gehirn gelangen. Diabetiker müssen allerdings vorsichtig sein.

Aminosäuren müssen die sogenannte Blut-Hirn-Schranke passieren, bevor sie ins Gehirn gelangen und dort zu Neurotransmittern umgebaut werden können. Diese dichte Zellschutz-Barriere können die Amino-säuren nur mit Hilfe bestimmter „Taxi-Substanzen" überwinden, an die sie sich koppeln und so ins Gehirn geschleust werden. Diese Taxi-Substanzen sind knapp – und die Aminosäuren konkurrieren an der Blut-Hirn-Schranke miteinander um dieses Transport-Vehikel. So ist auch immer eine gewisse Ausgewogenheit an Aminosäuren im Gehirn gewährleistet.

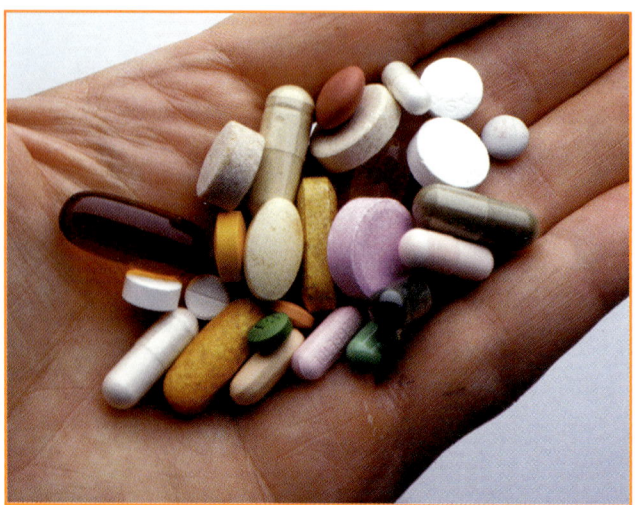

Foto: medi Archiv

Die Aminosäure Tryptophan gibt es auch in Pillenform.
Allerdings tut häufig auch ein Glas Milch mit Honig
gute Wirkung.

Nimmt man jedoch eine eiweißreiche (also auch aminosäurenreiche) Mahlzeit zu sich, die gleichzeitig stark gesüßt ist, treibt dies den Blutzucker und damit den Insulinspiegel in die Höhe. Das Insulin befördert nicht nur den Zucker, sondern auch die meisten Aminosäuren, in die Körperzellen – bis auf das Tryptophan, das sich im Blut an eine Substanz koppelt, die für Insulin unempfindlich ist. Der Zucker fischt also sozusagen die anderen Aminosäuren aus dem Blut – und der Weg für das Tryptophan ins Gehirn ist frei, weil die Konkurrenz um die Taxisubstanzen dorthin entfällt.

Eine weitere, entspannungsfördernde Aminosäure ist das Arginin. Sie ist zwar nicht Bestandteil eines Neurotransmitters, schiebt aber die Bildung einer Substanz in der Leber an, die die Gefäßwände entspannen kann. Arginin ist quasi die Schubumkehr aufputschender Aminosäuren.

Lysin hält alles im Lot

Aminosäuren sind also unentbehrliche Bestandteile der Neurotransmitter. Um sie in ausreichender Menge zur Verfügung zu haben, muß im Körper aber der Eiweißstoffwechsel optimal funktionieren. Hier spielt die Substanz Carnitin (und seine Vorläufersubstanz Lysin) eine wichtige Rolle.

Aminosäuren sind die Schlüssel für die Bildung vieler Hormone

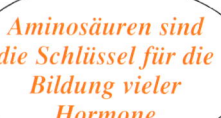

Carnitin regelt den Abbau der Aminosäuren, was neben der Energiegewinnung aus Fetten in den Körperzellen eine seiner wichtigsten Aufgaben ist. Darüber hinaus kontrolliert Carnitin offensichtlich die Zuckermenge im Blut und ist im Gehirn auch für den Transport von Impulsen zwischen Gehirnzellen mitverantwortlich.

Der Körper kann Carnitin in der Leber selbst herstellen. Dazu braucht er allerdings die Aminosäure Lysin, die chemische Vorstufe des Carnitins. Lysin kommt in unserer Nahrung nur in relativ geringen Mengen vor und ist auch hitzeempfindlich, so daß sie häufig beim Kochen zerstört wird.

Am Beispiel des Lysins und des Arginins zeigt sich, daß Aminosäuren nicht nur direkt für die Hirnfunktion wichtig sind, weil der Körper aus ihnen

Spezial: Cellagon vitale – das steckt drin

Bei der Entwicklung von Cellagon vitale haben wir die zentrale Rolle von Aminosäuren als Bausteine für Neurotransmitter besonders im Auge gehabt. Cellagon vitale enthält in zweierlei Formen Eiweiße: die leicht aufschließbaren Oligopeptide, die dem Körper rasch zur Verfügung stehen und Milcheiweiß zum „nachlegen", wenn die ersteren verbraucht sind.

Das Spektrum umfaßt zunächst alle diejenigen Aminosäuren, die der Körper nicht selbst herstellen kann, also die „essentiellen" Aminosäuren. Daneben haben wir einen Schwerpunkt auf einen besonders hohen Anteil von Phenylalanin als Vorstufe für alle konzentrationsfördernden Neurotransmitter gelegt.

Desweiteren enthält Cellagon vitale größere Mengen an Arginin und Tryptophan. Die beiden entspannenden Aminosäuren sind für eine gute Konzentration ebenso wichtig, denn es ist unsinnig, den Körper nur aufzuputschen. Arginin entwickelt etwa nach drei Stunden seine Wirkung, also dann, wenn nach einer geforderten Höchstleistung ohnehin mal wieder eine Pause gefordert ist. Zusammengefaßt: Cellagon vitale deckt das gesamte Spektrum aller für die optimale Hirnfunktion nötigen Aminosäuren ab und enthält als Quelle hierfür hochwertige Eiweiße.

Neurotransmitter herstellen kann. Sie sind auch für die Produktion schier unzähliger weiterer Substanzen unerläßlich, die mehr oder weniger direkt auch auf den Hirnstoffwechsel Einfluß nehmen. Deshalb ist es besonders wichtig, vor allem alle neun „essentiellen" Aminosäuren auf dem Speiseplan zu haben – also diejenigen, die der Körper nicht selbst herstellen kann.

Denn Aminosäuren sind auch Bestandteile einer ganzen Reihe weiterer Botenstoffe im Gehirn, die erst vor einigen Jahren entdeckt wurden: der sogenannten „Neuropeptide". Am besten beschreibt man sie als eine Art „Gehirnhormone", die für die Fein-abstimmung der Vorgänge im Gehirn zuständig sind. Sorgen die Neurotransmitter quasi für das „An-Aus-Prinzip", sorgen die Neuropeptide für die Zwischen-stufen.

Etwa 60 Neuropeptide sind heute bekannt. Die bekann-testen sind wohl die „Endorphine". Sie sind körp-ereigene Schmerzkiller und Glücksbringer. Erst vor kurzem hat man festgestellt, daß auch einige Hormone die Wirkung von Nerven-botenstoffen haben. Hier verwischt sich die Grenze zwischen Hormonsystem und Nerven-botenstoff.

Vorsicht vor Zucker! Für Hirnarbeiter ist er ein zweischneidiges Schwert

Energie für die grauen Zellen

Kaum etwas fürchten Hirnarbeiter wie Manager oder Studenten so sehr, wie den berüchtigten „Blackout": das schwarze Loch, in dem auf einen Schlag alle klugen Ideen, alle

Wortgewandheit und Logik verschwinden, gerade wenn's drauf ankommt. Tut sich dieses Gedankenloch während der Prüfung am Vormittag oder während der ersten Sitzungsrunde auf, ist sehr häufig ein falsches Frühstück der Grund dafür.

Des Deutschen Standardfrühstück – das geliebte weiße Brötchen mit Marmelade und der süße Kaffee – stellt Ihnen ernährungswissenschaftlich gesehen gleich mehrere Fallen. Wie ein gutes Hirnfrühstück dagegen wirklich aussieht, erfahren Sie im folgenden Kapitel.

Das Hirn kann allein aus Zucker Energie gewinnen

Energielieferant Nummer eins: der Zucker

Nochmal zurück zum Marmeladenbrötchen: In seinem zuckergetränkten Aufstrich und im ausgemahlenen Mehl stecken reichlich Kalorien. Diese Energie kommt dem Hirn auch zunächst rasch zugute: Rund ein Drittel der täglich benötigten Energie verwendet der Organismus allein dafür, die komplizierten Vorgänge im Gehirn aufrecht zu erhalten. Dabei ist das Gehirn allein auf die Verbrennung von Zucker angewiesen – anders als beispielsweise die Muskeln, kann unser Denkapparat kein Fett verbrennen, um daraus die nötige Energie zu gewinnen. Nur in Fastenzeiten steigt er auf Abbauprodukte aus der Fettverbrennung um.

„Zucker ist Nervennahrung" sagt deshalb der Volksmund. Doch wie es so häufig mit Binsenweisheiten ist: Im großen und ganzen trifft dies zwar zu, doch wer allein auf Süßigkeiten wie Marmelade und Schokolade als Hirnfutter setzt, erlebt nach einem kurzen geistigen Höhenflug rasch eine Bauchlandung. Denn diese Süßigkeiten enthalten ausschließlich sol-

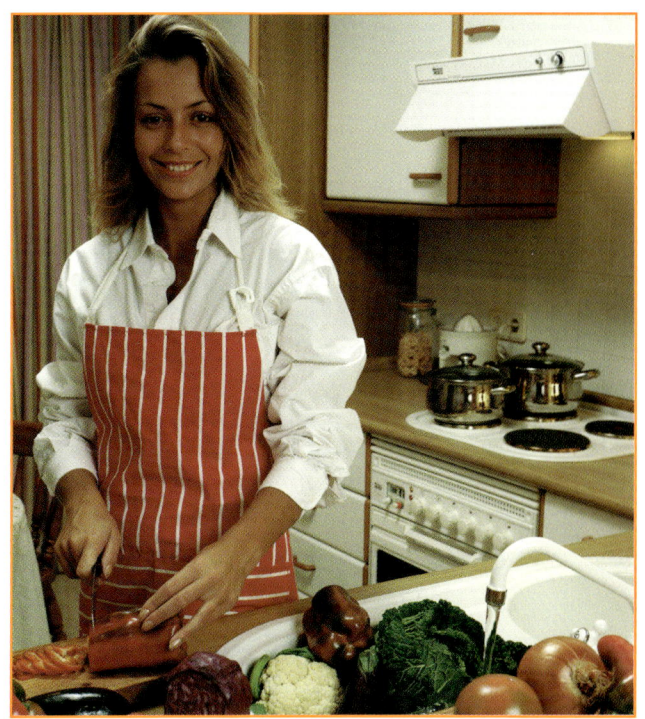

Foto: medi Archiv

Obst und Gemüse enthalten nicht nur viele wichtige
Vitamine, sondern liefern auch Ballaststoffe. Diese halten
den Blutzuckerspiegel konstant.

che Zuckerarten, die der Körper sehr rasch aufnehmen
und verwerten kann.

Dies ist eindeutig zunächst ein Vorteil: Zuckerarten wie
Trauben- oder Haushaltszucker fluten schnell im Gehirn
an und stehen als Energielieferant rasch zur Verfügung.
Doch liefern sie nur Zündstoff für ein Strohfeuer: Sie
sind ebenso rasch verbrannt. Und dann stellt sich der
Körper manchmal selbst ein Bein. Für den raschen
Abbau der Zuckermenge beispielsweise aus unserem

Frühstücksbrötchen schüttet er reichliche Mengen des zuckerabbauenden Hormons Insulin aus. Insulin schließt die Körperzellen für den im Blut gelösten Zucker auf und verschafft ihm dort Eintritt.

Rollt eine Zuckerwelle auf den Körper zu, schüttet dieser auch große Mengen Insulin aus, um diesen Energielieferanten schnell in den Zellen zu deponieren. Ist auf einmal aller Zucker in den Zellen verschwunden und der Nachschub fehlt, folgt das Insulin-Loch: Im Blut gibt es davon wegen des eben noch hohen Zuckerangebots im Blut noch reichlich, der Körper kann gar nicht so schnell gegensteuern und den

Spezial: Cellagon vitale – das steckt drin

Sie wissen jetzt viel über die positive Wirkung von Ein- und Mehrfachzuckern, wenn es darum geht, die grauen Zellen schnell auf Trab zu bringen – und sie auch dabei zu halten. Diese Erkenntnisse der Ernährungswissenschaft sind natürlich auch in Cellagon-vitale eingeflossen. Jede Portion enthält sieben Gramm Fructose für die schnelle Energiegewinnung und fünf Gramm Oligofructose als Dauerbrennstoff. In dieser Kombination liefert eine Portion Cellagon-vitale innerhalb von zehn Minuten die erste spürbare Energie und hält mehr als drei Stunden vor.

Insulinspiegel fallen lassen – und das Blut verliert seine normale Blutzuckerkonzentration, weil das überschüssige Insulin auf einmal des Guten zuviel tut, dem Blut zuviel Zucker entzieht und in die Zellen verfrachtet.

Dann ist auf einmal zu wenig Zucker im Blut gelöst, in diesem Zustand der „Unterzuckerung" funktioniert im Hirn gar nichts mehr und der geistige Absturz folgt auf dem Fuße. Dieses Blutzucker-Jo-Jo ist Gift für jede gedankliche Höchstleistung. Langfristig gesehen kann dieses Auf und Ab im Organismus auch dauerhafte Schäden hinterlassen. Mediziner sprechen dann von einer „Störung der Glukosetoleranz", einer Vorstufe der Zuckerkrankheit. Warum dies so ist, ist noch nicht endgültig geklärt. Wissenschaftler gehen aber davon aus, daß das Zucker-Jo-Jo die Regulations- und Gegenregulationsmechanismen des Körpers auf Dauer erschöpft.

Ist der Blutzuckerspiegel am oberen Anschlag und viel Insulin im Blut gelöst, hat dies auch noch einen weiteren nachteiligen Effekt auf die Hirnleistung: Insulin schließt die Körperzellen nicht nur für Zucker auf und läßt ihn so aus dem Blut verschwinden, sondern auch für die kleinen Bausteine der Eiweiße, die Aminosäuren.

Diese Aminosäuren sind aber die Grundbausteine für wichtige Nervenbotenstoffe im Gehirn, die „Neurotransmitter". Verschwinden Sie durch das Insulin in den Körperzellen, stehen diese Bausteine dem Gehirn nicht mehr zur Verfügung (siehe auch Kapitel 2).

Wer also Zucker als Hirnnahrung richtig einsetzen will, der fährt zweigleisig: Diese sogenannten „Einfachzucker" wie eben beispielsweise Haushalts- oder Traubenzucker dienen als rascher Energielieferant, gleichzeitig sollte man aber auch andere Zuckerarten aufnehmen, an die der Körper nicht so rasch gelangen kann und die er erst aufschlüsseln, also erarbeiten muß. Damit gelangen diese komplexeren Zuckerarten (zum Beispiel Fruchtzucker) erst mit ein wenig Zeitversatz ins Blut, und der Blutzuckerspiegel bleibt konstant.

Traubenzucker gibt den raschen Energiekick.

„Komplexer" heißt hier nichts anderes, als daß chemisch gesehen bei diesen Zuckerarten mehrere nor-

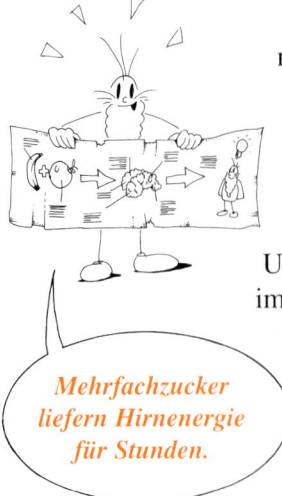

Mehrfachzucker liefern Hirnenergie für Stunden.

male Zuckermoleküle hintereinander hängen. Wissenschaftler bezeichnen Mehrfachzucker als „Oligo-Saccharide". Um diese Mehrfachzucker zu verwerten, muß der Körper sie erst im Darm aufspalten. Dann werden die Einzelbestandteile langsam freigesetzt und gelangen erst über den Umweg der Leber ins Blut. Das dauert seine Zeit – im optimalen Fall genau so lange, bis die gleichzeitig verspeisten Einfachzucker verbrannt sind und so ihre Wirkung verloren haben.

Dann treten die Mehrfachzucker in Aktion und versorgen nun das Gehirn kontinuierlich mit Energie. Als besonders günstig hat sich hier als Brennstoff die Fructose erwiesen – und zwar sowohl in der chemisch gesehen „einfachen" Form wie auch als lange Fruchtzucker-Kette. Diese Ketten nennen Wissenschaftler „Oligo-Fructose".

Bildlich gesprochen lassen sich diese beiden Zuckerformen auf zwei Arten nutzen: Die Fructose wirkt wie Kohleanzünder, die rasch auflodern und schnell viel Energie geben. Die Oligo-Fructose wirkt dann wie Kohlen, die langsam glühen und eine gleichmäßige Wärme abgeben. Mit einer Mahlzeit, die die Kombination aus Fructose und Oligo-Fructose enthält, verschafft man seinen grauen Zellen also einen raschen Energieschub – und hält dieses hohe Energieniveau über lange Zeit konstant.

Mit diesem ausgeglichenen Blutzuckerspiegel stellt sich auch ein angenehmes Gefühl der Sättigung ein. Denn der Körper funkt immer dann „Hunger", wenn der Blutzuckerspiegel zu weit absinkt. Praktisch gesehen kann eine schlaue Zucker-Mixtur dann sogar helfen, die Gesamt-Kalorienportion eines Tages besser im Griff zu behalten. Skandinavische Forscher haben herausgefunden, daß diejenigen Menschen weniger gehaltvoll essen, deren Frühstück schon eine ordentliche Portion komplexer Zucker enthielt.

Mehrfachzucker wie die Oligo-Fructose oder das Inulin halten aber nicht nur den Blutzuckerspiegel konstant. Neue Forschungen zeigen, daß sie auch für die Darmpflege wichtig sind, das Immunsystem stimulieren und sogar einen zu hohen Blutfett-Spiegel senken können (siehe Kapitel 6).

Ein typischer Fall: Blackout um zehn

Wie tückisch die Zuckerfalle für eine gute Hirnfitness sein kann, zeigt der Fall eines Mannes, der uns folgende Beobachtung schilderte:

„Eigentlich machte mir mein Job als verantwortlicher Produktmanager in einer Maschinenfabrik sehr viel Spaß. Klar, daß man da auch mal länger bleibt, und ich war und bin wirklich hochmotiviert. Nur tauchte jeden Morgen ein scheinbar schier unlösbares Problem auf: Regelmäßig um zehn Uhr war innerhalb der Abteilung ein kurzes Gruppenmeeting anberaumt, in dem die heute aktuellen wichtigen Dinge kurz, prägnant und für alle transparent besprochen werden sollten.

Ein Manager erzählt: Der Flop im Morgenmeeting – ein Ernährungsfehler.

Ich konnte noch so motiviert und gut vorbereitet in das Meeting gehen: Pünktlich tat sich vor mir ein großes schwarzes Loch auf. Wenn die Reihe an mir war, kam regelmäßig nur relativ unstrukturiertes Zeugs

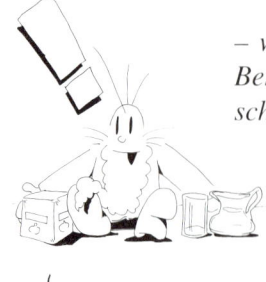

– was hinter der Hand natürlich schon zu boshaften Bemerkungen Anlaß gab, das hat man den Kollegen schon angemerkt.

Dabei war mir früh im Auto immer klar, wie ich mein Kurzreferat halten wollte – nur eineinhalb Stunden später war eben alles wie weggewischt. Das ging immer so weiter, bis unser gesamtes mittleres Management mal auf ein Trainingsseminar geschickt wurde. Das Hotel hatte sich auf solche Seminare spezialisiert. Auch davon, was wir Teilnehmer so frühstücken sollten, hatte man so seine eigenen Vorstellungen: Statt meiner heißgeliebten Rosinenwecke mußte ich nun auf Quark mit Früchten, Vollkornbrot und Getreidekaffee umsteigen.

Kaffee und Marmeladenbrötchen sind Konzentrationskiller.

Umso erstaunter war ich, als ich nach einigen Tagen an mir selbst feststellte, daß die Konzentration über den ganzen Vormittag kein größeres Problem mehr für mich war – trotz wirklich anstrengender Seminare, die man uns aufbrummte. Auch das „Zehn-Uhr-Loch" tat sich nicht wie gewohnt vor mir auf. Ich schob dies zuerst auf die ungewohnte Situation, bis zu dem Tag, an dem auch einmal das Thema „Ernährung" in den Seminaren mit zur Sprache kam.

Jetzt weiß ich, daß in meinem Betriebsalltag mir meine heißgeliebte Frühstücksgewohnheit immer ein Bein gestellt hatte: Kaffee und Brötchen, sonst nichts. Wieder zuhause versuchte ich, das nunmehr ebenso liebgewonnene Frühstück in meinen Tagesablauf miteinzubauen – mit wirklich gutem Erfolg."

Der Knick am Nachmittag

Kaum ein deutsches Büro und heimischer Schreibtisch, auf dem nicht spätestens ab 16 Uhr eine Tasse frischer Kaffee oder Tee dampft. Der Grund: So versuchen die meisten, das nachmittägliche Konzentrationsloch zu überbrücken, das sich vor fast jedem um diese Tageszeit auftut. Der Grund hierfür ist ebenfalls eine deutliche Schwankung im Tryptophan-Gehalt des Blutes: Am Nachmittag gibt der körpereigene Biorhythmus vor, daß er ansteigen soll. Deshalb verspüren wir nachmittags auch häufig Hunger auf einen süßen Snack.

Bei wem dieser Hunger besonders ausgeprägt ist, der sollte diesem Appetit auch nachgeben, nur ist es dann besser, nicht nur auf einfache Zuckerschleckereien zurückzugreifen, sondern auch komplexere Kohlenhydrate miteinzubeziehen, wie wäre es mit einem Vollkorn-Honigbrot? Vor allem aber lassen Sie dann die Finger von einer begleitenden Tasse Kaffee.

Der Kohlenhydratstoffwechsel ist bei jedem Menschen sehr unterschiedlich ausgeprägt, bei manchen Menschen verbessert eine ordentliche Zuckerportion Laune und Leistungsfähigkeit deutlich, andere werden von Zucker eher schläfrig und träge. Am besten wissen Sie selbst, welcher Typ Sie sind. Nur von einem übermäßigen Zuckerkonsum ist in jedem Fall abzuraten, nicht zuletzt, weil er auch langfristig schädlich ist. Richtig erscheint hier – wie so oft – wohl die goldene Mitte zu sein. Ebenso wichtig ist es, die richtigen Zuckerarten in der richtigen Menge zu sich zu nehmen.

Zucker am Nachmittag: Ob gut oder schlecht ist eine Typfrage.

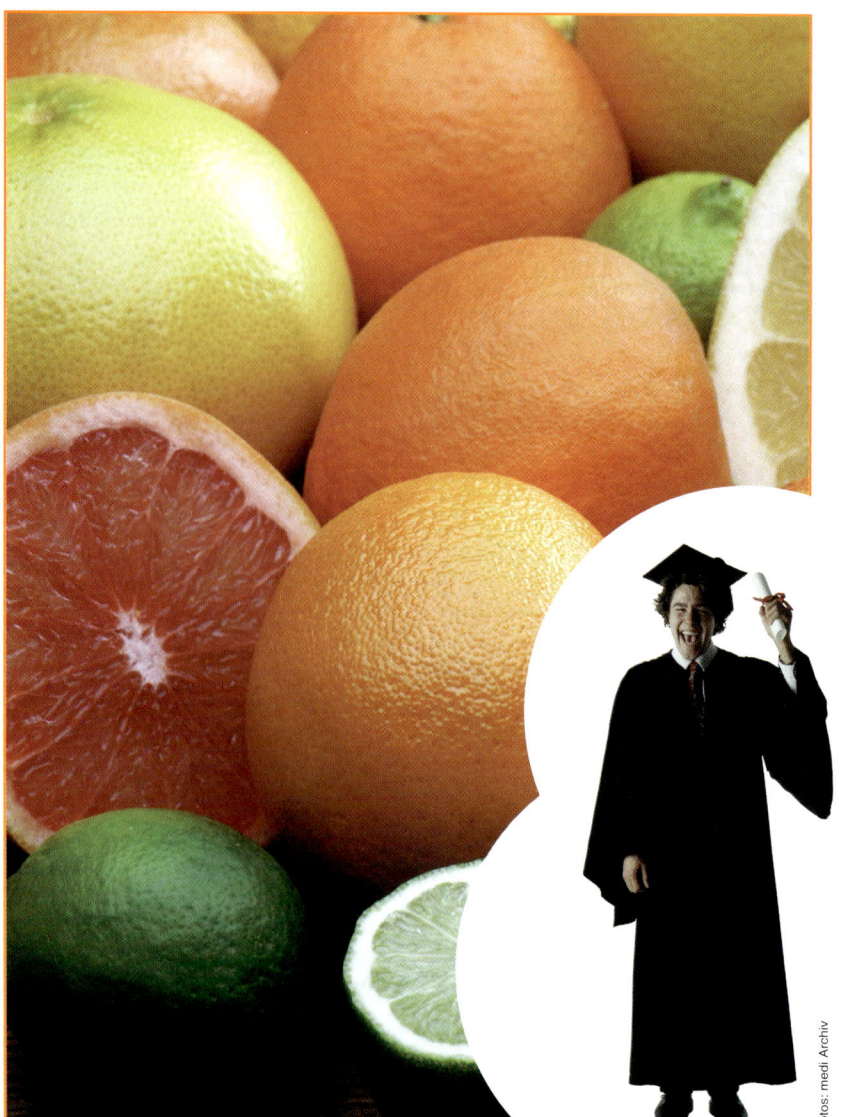

Fotos: medi Archiv

*Auch wer langfristig geistig fit sein will, sollte auf Nährstoffe als Helfer setzen:
Eine ganze Palette davon hilft Ihnen dabei.*

NÄHRSTOFFE FÜR DEN DAUERBETRIEB

Ein so aufwendiges Organ wie das Gehirn ist auf eine ganze Palette von Nährstoffen angewiesen, wenn alles nach Plan funktionieren soll. Das gilt nicht nur für die rasche Hirnfitness, sondern noch viel mehr für eine dauerhafte optimale Hirnfunktion. Gleich eine ganze Reihe von Vitaminen, Mineralstoffen und Spurenelementen lassen den Hirnstoffwechsel reibungslos klappen.

Ohne sie geht nichts: die B-Vitamine

B-Vitamine machen Ihnen Ihren Job leichter – auch wenn Sie bereits Ihr eigener Chef sind. Denn die Vitamine B_1 bis B_{12} sind unabdingbar für eine gute Hirnleistung und für intakte Nervenzellen – nicht umsonst haben sie das Image der „Nervenvitamine". Insgesamt gehören gleich neun Vitamine zur B-Gruppe, und alle hängen voneinander ab, weil ein B-Vitamin ohne seine Verwandten nicht funktioniert.

B-Vitamine sind Nervenvitamine. Wichtig: Sie funktionieren nur im Team.

Vitamin B_1

Das Gehirn ist ein echter Energiefresser: Es benötigt relativ zu seinem Gewicht etwa zehnmal soviel Energie wie alle anderen Organe im Körper. Dabei ist es wie gesagt allein auf die Verbrennung von Glukose (also Zucker) angewiesen. Um Zucker in Energie umzuwandeln, braucht

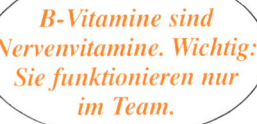

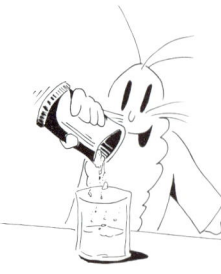

der Körper das Vitamin B$_1$, das „Thiamin". Das tückische: Wer viel Zucker ißt, verbraucht auch mehr Thiamin. Oder deutlicher ausgedrückt: Pralinen, Milka und Co sind echte Vitamin B$_1$-Räuber.

Das gleiche gilt übrigens auch für Alkohol. Schon das geschätzte Gläschen am Abend kann für einen zu niedrigen Thiamin-Spiegel im Blut und damit für Konzentrationsschwächen verantwortlich sein. Nur wenige Deutsche sind gut mit Thiamin versorgt und erreichen ihr täglich empfohlenes Pensum von rund 1,4 Milligramm. Ernährungsfachleute betrachten diese allgemeine Mangelsituation mit Sorge, eben weil das Vitamin so wichtig ist.

B-Vitamine sind nötig, damit das Gehirn aus Zucker Energie gewinnen kann.

Für den allgemeinen Thiamin-Mangel gibt es zwei Gründe: Das Vitamin ist wasserlöslich und wird also vom Körper auch wieder ausgeschieden – er kann keine Depots anlegen und muß das Vitamin täglich in ausreichender Menge bekommen, was täglich eine ausgewogene Ernährung voraussetzt.

Thiamin steckt vor allem in Nahrungsmitteln, die leider allzu häufig auf dem Speisezettel von Berufstätigen fehlen: Vollkornreis und Vollkornbrot. Ein wichtiger Lieferant für Thiamin ist auch Schweinefleisch, doch dies meiden viele aus anderen Gründen – und das heute leider zurecht. Stichworte wie Hormonfleisch können einem ein Schweinesteak wirklich vergällen. Verschärft wird die Situation noch dadurch, daß der Thiamin-Bedarf in vielen Fällen überdurchschnittlich hoch ist – wie unter anderem in beruflich belastenden Situationen.

Fehlt dieses wichtige Vitamin auf Dauer, fühlt man sich ständig müde, der Betroffene klagt über Gedächtnislücken und Schlafstörungen. Dies vor allem deshalb, weil Thiamin auch auf die Produktion der Neurotransmitter GABA und Serotonin Einfluß nimmt.

Vitamin B$_2$

Auch die Versorgung mit Vitamin B$_2$ ist in Deutschland bei vielen Menschen mangelhaft. Auch das betrachten Fachleute mit Sorge, da das „Riboflavin" wichtige Aufgaben vor allem bei der Energiegewinnung im Körper hat. Außerdem ist es eine wichtige „Recyclingsubstanz" für einen starken Fänger freier Radikale im Körper. Dies sind aggressive Sauerstoffatome, die neuerdings auch für die Entstehung der Alzheimerschen Krankheit oder Parkinson verantwortlich gemacht werden.

Vitamin B$_2$ ist stark wasserlöslich, so daß es nach der Aufnahme auch wieder rasch mit dem Urin ausgeschieden wird. Deshalb ist eine regelmäßige Versorgung mit diesem Vitamin besonders wichtig. Die Deutsche Gesellschaft für Ernährung empfiehlt Erwachsenen eine Tagesdosis von 1,5 bis 1,7 Milligramm Riboflavin. Vor allem unter Streß kann dieser Bedarf jedoch deutlich steigen, haben Studien ergeben. Gute Vitamin-B$_2$-Lieferanten sind Milch und Bierhefe.

Milch und Bierhefe sind gute Vitamin-B$_2$ Lieferanten

Vitamin B$_6$

Auch das Vitamin B$_6$ ist für das Gehirn unentbehrlich: Es spielt eine große Rolle im Eiweißstoffwechsel und letztlich beim Auf- und Umbau fast aller Hirnbotenstoffe, der Neurotransmitter. Der Bedarf an

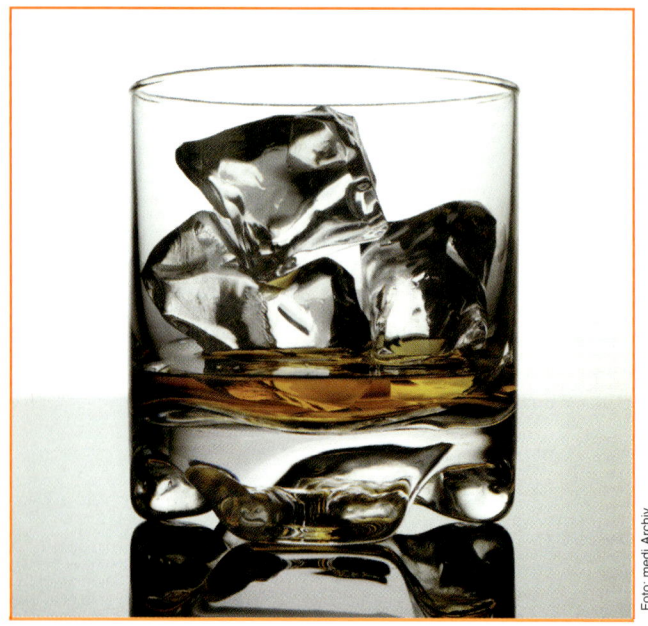

Foto: medi Archiv

Prost! Wer häufiger Alkohol trinkt, riskiert einen B-Vitamin-Mangel. Denn zum Alkohol-Abbau benötigt der Körper viel davon. Fatale Folge: Das Gehirn bekommt nicht genügend davon.

Vitamin B_6 schwankt von Mensch zu Mensch stark. Wer sich beispielsweise sehr eiweißreich ernährt, benötigt mehr davon, weil er auch mehr Aminosäuren verstoffwechseln muß.

Erstaunlich hingegen ist, daß Eiweiße aus pflanzlichen Quellen den Vitamin-B_6-Bedarf nicht viel erhöhen. Auch wer sich fett ernährt, hat einen höheren Bedarf an dieser Substanz – genauso wie Frauen, die die Pille nehmen oder Menschen, die Antibiotika erhalten. Die Medikamente erhöhen ebenfalls den Bedarf an Vitamin B_6. Studien haben gezeigt, daß die

Versorgung der Deutschen mit diesem wichtigen Vitamin schlecht ist, vor allem Erwachsene im berufstätigen Alter haben häufig einen Mangel daran. Dabei fiel auf, daß Menschen mit einem Vitamin-B_6-Mangel häufig auch gleichzeitig andere B-Vitamine fehlten.

Vitamin B_6 hat eine beruhigende Wirkung und sorgt für einen gesunden Schlaf und eine ausgeglichene Stimmungslage. Fehlt diese wichtige Substanz, treten Depressionen, Verwirrungszustände, ein schwaches Gedächtnis, Gereiztheit, Stimmungsschwankungen, Müdigkeit und Konzentrationsschwäche auf.

Vitamin B_{12}

Nur Spuren des Vitamins B_{12} braucht der Mensch täglich: Drei Mikrogramm reichen schon aus. Fachleute gehen davon aus, daß bei den meisten Menschen die Versorgung mit Vitamin B_{12} gedeckt ist. Die Substanz ist vor allem wichtig für eine richtige Blutbildung. Die Vitamin B_{12}-Versorgung unterliegt einigen Unsicherheiten.

So ist von Mensch zu Mensch die Aufnahme von Vitamin B_{12} unter anderem von einem gut funktionierenden Magen-Darm-System abhängig: So muß die Bauchspeicheldrüse voll funktionieren, auch ist die Vitamin B_{12}-Versorgung davon abhängig, wie viele Rezeptoren („Andockstationen") im Darm vorhanden sind.

Vom B_{12} braucht an nur Minimengen. Fehlt es aber, leidet die Blutbildung.

Niacin

„Niacin" ist der Oberbegriff für die beiden Substanzen „Nicotinamid" oder „Nicotinsäure", die beide im Körper die gleichen Aufgaben erfüllen. Der Körper

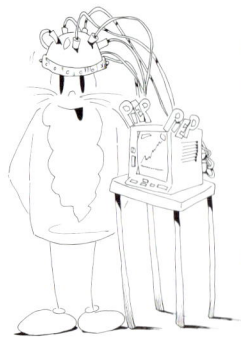

kann aus Tryptophan selbst Niacin herstellen, dies aber nur, wenn auch andere Aminosäuren und vor allem weitere B-Vitamine in einem ausgewogenen Verhältnis aufgenommen werden. Zur Niacinherstellung braucht der Körper unter anderem noch die Folsäure, das Vitamin B_2 und B_6. Ein Überschuß an der Aminosäure Leucin blockiert die Herstellung von Niacin.

Auch Niacin ist im Körper an der Energiegewinnung beteiligt, deshalb berechnen Fachleute den Tagesbedarf an Niacin auch nach dem Energieumsatz. In psychisch oder physisch belastenden Situationen steigt der Niacin-Bedarf an. Auf einen allgemein gültigen Tagesbedarf legen sich Wissenschaftler nur ungern fest, man schätzt ihn auf 15 Milligramm für Frauen und 18 Milligramm für Männer.

Niacin ist an der Energiegewinnung beteiligt.

Grund dieser Unsicherheit: Die körpereigene Produktion von Niacin aus Tryptophan läßt sich schlecht berechnen, weil niemand weiß, wie gut beim einzelnen die körpereigene Produktion von Niacin klappt. Zum anderen ist Niacin in vielen Lebensmitteln so fest chemisch gebunden, daß es der Körper nur schlecht oder sogar gar nicht aufnehmen und verwerten kann. Beispielsweise ist Mais reich an Niacin – nur in einer Form, mit der der Körper nichts anfangen kann. Eine gute Quelle für Niacin ist Bierhefe, die sehr reich an diesem wichtigen Vitamin ist.

Panthothensäure

Panthothensäure gehört ebenfalls zu der großen Gruppe der B-Vitamine und spielt eine wichtige Rolle für die Gewinnung des Power-Neurotransmitters Acetylcholin. Panthothensäure ist eine Vorläufersubstanz des Co-

Enzyms A (kurz: CoA), das wiederum die Grundbausteine des Acetylcholins aneinanderkoppelt.

Trotz dieser wichtigen Funktion ist der tatsächliche Tagesbedarf des Menschen an Panthothensäure erstaunlicherweise nicht bekannt, viele Länder wie Kanada und Großbritannien geben deshalb gar keine Tages-Dosierungsempfehlungen.

In Deutschland nimmt man einen Tagesbedarf von rund sechs Milligramm Panthothensäure an, doch ist sicher, daß dieser Bedarf in verschiedensten Lebenssituationen

Spezial: Cellagon vitale – das steckt drin

Eben weil die ganze Reihe der B-Vitamine so unerläßlich für ein gutes Nervenkostüm und eine optimale Hirnfitness ist, stecken sie auch in Cellagon vitale:

Vitamin B_1: 0,2 Milligramm
Vitamin B_2: 0,25 Milligramm
Vitamin B_6: 0,28 Milligramm
Vitamin B_{12}: 0,15 Mikrogramm
Folsäure: 0,08 Milligramm
Niacin (Nicotinsäureamid): 7,7 Milligramm
Pantothensäure: 0,88 Milligramm

deutlich ansteigen kann. Dazu zählen auch eine starke berufliche Belastung und Streß, genauso wie regelmäßiger Alkoholkonsum. Ein Mangel an Panthothensäure geht häufig Hand in Hand mit dem Mangel an einer ganzen Reihe anderer B-Vitamine.

Folsäure

Fast alle Deutschen haben eines gemeinsam: Ihnen fehlt Folsäure. Dieses Vitamin, das vor allem in grünem Blattgemüse vorhanden ist, spielt eine wichtige

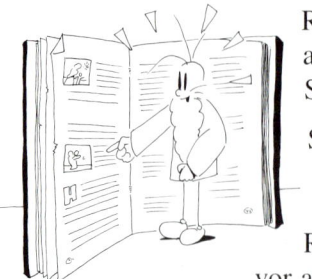

Rolle bei der Heranreifung von Körperzellen, vor allem der roten Blutkörperchen, die wiederum den Sauerstoff im Blut transportieren.

Sind davon zu wenige im Blut vorhanden, klappt auch die Sauerstoffversorgung unter anderem des Gehirns nicht mehr richtig. Zu den Risikofaktoren für einen Folsäuremangel zählen vor allem die immer beliebtere Fast-Food-Ernährung, erhöhter Alkoholkonsum und die „Pille". Wem Folsäure fehlt, der fühlt sich schlapp und müde und der ist nicht mehr richtig leistungsfähig.

Wem Folsäure fehlt, der fühlt sich ständig schlapp und müde.

Unentbehrlich: Mineralien und Spurenelemente

Ein guter Teil unserer Knochen und Zähne besteht aus den Mineralstoffen Kalzium und Magnesium. Beide Substanzen sind aber auch für eine optimale Hirnfitness unentbehrlich.

Kalzium schiebt die Freisetzung des Power-Transmitters Acetylcholin an und sorgt für Anspannung. Magnesium wirkt als Gegenspieler des Kalziums: Es blockiert die Eintrittspforte des Kalziums, auch an der Muskulatur. Ist das ausgewogene Gleichgewicht zwischen Kalzium und Magnesium gestört, macht sich dies auch recht schnell bemerkbar: Die Betroffenen reagieren schnell gereizt, sind unruhig und unkonzentriert. So produziert ein Magnesiummangel die typischen Streßsymptome. Das kann bis zu Herzjagen und Schwindelgefühl führen.

Daneben ist Magnesium wichtiger Bestandteil von Enzymen, die den Eiweißstoffwechsel regeln – und damit auch die Gewinnung von Aminosäuren, den Bausteinen der Neurotransmitter.

Ein Ungleichgewicht zwischen Magnesium und Kalzium stellt sich bei unserer heute typischen Ernährung leicht ein. Milchprodukte sind gute Kalziumlieferanten, und da Käse und Joghurt häufig Teil unseres Speiseplanes sind, fällt die Versorgung mit ein wenig Achtsamkeit nicht schwer. Total anders sieht es mit dem Magnesium aus.

Unsere Nahrung leidet unter einem ständigen Magnesium-Schwund, betont auch die renommierte Bertelsmann-Stiftung. Magnesium steckt vor allem in Nüssen und Vollkorngetreide und in grünen Pflanzen, deren Chlorophyll ebenfalls reich an Magnesium ist – alles Dinge, die nicht zum typisch deutschen Speisezettel gehören.

Das Beispiel Magnesium zeigt darüber hinaus, wie komplex das Thema Ernährung ist. Auch bei absolut ausreichendem Magnesium-Gehalt der Nahrung kann es zu Mangelerscheinungen kommen: Ohne die Vitamine B_1 und B_6 kann der Körper Magnesium nicht richtig aufnehmen und verwerten.

Unser typischer Speiseplan ist arm an Magnesium.

Eben weil Mineralstoffe an so vielen Vorgängen im Körper beteiligt sind, braucht der Organismus relativ große Mengen von ihnen – und das täglich.

Im Unterschied dazu sind von einigen mineralischen Substanzen nur Minimengen nötig – deshalb spricht man von ihnen als „Spurenelemente".

Wichtige Spurenelemente sind unter anderem Zink, Mangan, Chrom und Selen. Sie braucht der

Körper nicht unbedingt zum Aufbau von stabilen Strukturen wie den Knochen, sondern sie spielen vor allem eine wichtige Rolle beim Auf- und Abbau von Enzymen, den Motoren aller biologischen Vorgänge.

Zink – der biochemische Alleskönner

Zink ist Bestandteil und Co-Faktor von mehr als 300 Enzymen, also verschiedenen Verbindungen, die alle biologischen Abläufe im Körper anschieben und regeln.

Zink ist zur Serotonin-Herstellung nötig.

Als entzündungshemmende und wundheilende Substanz schätzt man das Zink schon lange. Aber auch bei anderen Beschwerden verwendete man das Element: Alte Berichte sprechen von „Gemütskrankheiten" als Anwendungsgebiet.

Forscher haben nun herausgefunden, warum die Altvordern mit dieser Therapie zum Teil gute Erfolge feiern konnten: Zink ist unter anderem an der körpereigenen Herstellung des Serotonins beteiligt, das nicht nur den Blutkreislauf, sondern auch unseren Schlaf-Wach-Rhythmus maßgeblich steuert. In diesem Zusammenhang sehen viele Forscher auch die Tatsache, daß ein Zinkmangel teilweise schwere Depressionen auslösen kann.

Eine glänzende Entdeckung: Chrom

Architekten und Möbeldesigner schätzen es schon lange: das Chrom. Daß dieses Element aber auch für den Organismus besonders wichtig ist, haben Wissenschaftler erst vor wenigen Jahren herausgefunden: Chrom spielt eine wichtige Rolle dabei, den Blutzuckerspiegel konstant zu halten. Damit ist es ein

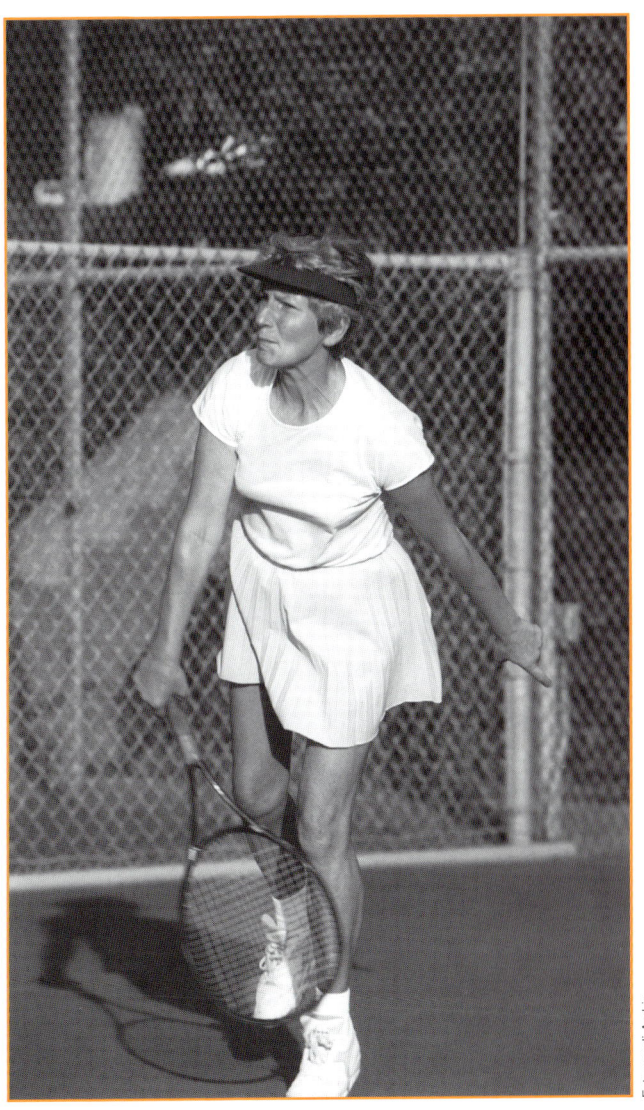

Foto: medi Archiv

*Ein konstanter Blutzuckerspiegel ist für alle Leistungsmenschen
wichtig. Schwankt er, droht der Leistungsknick. Das
Spurenelement Chrom ist für die Blutzuckerregulation wichtig.*

idealer Partner für eine optimale Konzentrations-fähigkeit, denn kaum etwas wirkt so kontraproduktiv, wie ein Blutzucker-Jo-Jo, wenn Konzentration gefordert ist.

Die besten Untersuchungen stammen aus der Diabetes-Forschung: Mediziner gaben Diabetikern Chrom als Nahrungsergänzungsmittel und stellten fest, daß sich die Zuckerwerte dieser Patienten deutlich besserten. Die Ursache hierfür fanden die Wissenschaftler im sogenannten „Glucose-Toleranz-Faktor" (GTF), für dessen Aufbau der Körper Chrom benötigt. Dieser Faktor sorgt dafür, daß das Insulin im Körper optimal wirken kann.

Bausteine für Hirn-Nervenzellen verbessern die geistige Leistung.

Verstärkt der Glucose-Toleranz-Faktor die Insulin-Wirkung, reicht oftmals weniger Insulin aus, um den gleichen Effekt zu erzielen und den Blutzuckergehalt konstant zu halten. Schüttet der Körper weniger Insulin aus, reduziert dies auch die Gefahr, plötzlich zuviel davon im Blut zu haben und in eine Unterzuckerung zu geraten – die den gefürchteten Blackout nach sich zieht.

Halten Hirnzellen fit: Cholin & Serin

Von den positiven Eigenschaften des Cholins war bereits bei den Neurotransmittern die Rede: Cholin ist Bestandteil des Power-Transmitters Acetylcholin. Doch Cholin und sein chemisch enger Verwandter, die Aminosäure Serin, können noch mehr: Sie dienen auch als Bausteine für Hirn-Nervenzellen und haben so auch langfristig eine sehr positive Wirkung auf die Hirnleistung.

Viele Studien haben gezeigt, daß Cholin und vor allem aber das Serin die Hirnleistung deutlich verbessern können.

Cholin und Serin verbinden sich häufig mit Fettmolekülen und manchmal auch mit Phosphor. Deshalb spricht man bei diesen Verbindungen von „Phospholipiden". Ist Cholin im Spiel, heißt die Verbindung „Phosphatidylcholin", ist Serin beteiligt, „Phosphatidylserin". Diese Substanzen sind für eine optimale Hirnfunktion deshalb so wichtig, weil aus ihnen die Zellwände der Nerven aufgebaut sind. Sie bilden damit sozusagen den Grundbaustoff des Hirn-Nervengeflechtes überhaupt. Nirgendwo sonst im Körper ist die Konzentration beider Substanzen so hoch wie im Gehirn.

P-Serin und P-Cholin halten Nervenzellen länger jung.

Aus Phosphatidylserin und Phosphatidylcholin besteht die Innen- und Außenoberfläche der Nerven, beide Stellen sind für einen reibungslosen Ablauf in der Nervenzelle besonders wichtig. So ist die Außenschicht der Nervenzelle eine Art Schaltstelle für verschiedenste Aufgaben: Sie regelt die Zuführung und die Abgabe von

Nährstoffen bzw. „Abfallprodukten", sie transportiert wichtige Substanzen ins Nervenzell-Innere, und sie leitet Reize in die Zelle. Außerdem hat Phosphatidylserin eine so spezielle chemische Struktur, daß es an der Zellaußenhaut auch andere wesentliche Substanzen mit einbetten kann.

Auch die innere Zellauskleidung ist auf den Baustoff Phosphatidylserin angewiesen. Hier ist es besonders wichtig für die Aufrechterhaltung des sogenannten „inneren Milieus", also der gesamten Stoffwechsellage im Zell-Inneren. Auch ist es wesentlich daran beiteiligt, daß die im Zell-Inneren gebildeten Neurotransmitter auch nach außen gelangen können, um so ihre Reise zur nächsten Nervenzelle anzutreten.

P-Serin und -cholin machen lernen leichter

Die Aufgaben von Phosphatidylserin und Phosphatidylcholin sind so vielfältig, daß wohl nur einige wirklich gut erforscht sind. Fest steht, daß beide Substanzen die Zellwände elastisch und jung erhalten. Nimmt man Phosphatidylserin über die Nahrung auf, gelangt die Substanz sehr rasch – innerhalb von Minuten – ins Gehirn.

Wie sehr jeder von Phosphatidylserin profitieren kann, zeigen Studien: Forscher untersuchten 2000 Freiwillige, die die Substanz über einige Zeit zu sich genommen haben. Ergebnis: Sie hatten ein besseres Gedächtnis, lernten leichter und konnten Streßsituationen besser bewältigen.

In einer anderen Studien gaben Wissenschaftler Phosphatidylserin an Senioren – und waren verblüfft. Fazit dieser Untersuchung: die Substanz stellte die biologische Uhr der Untersuchten um etwa 12 Jahre zurück.

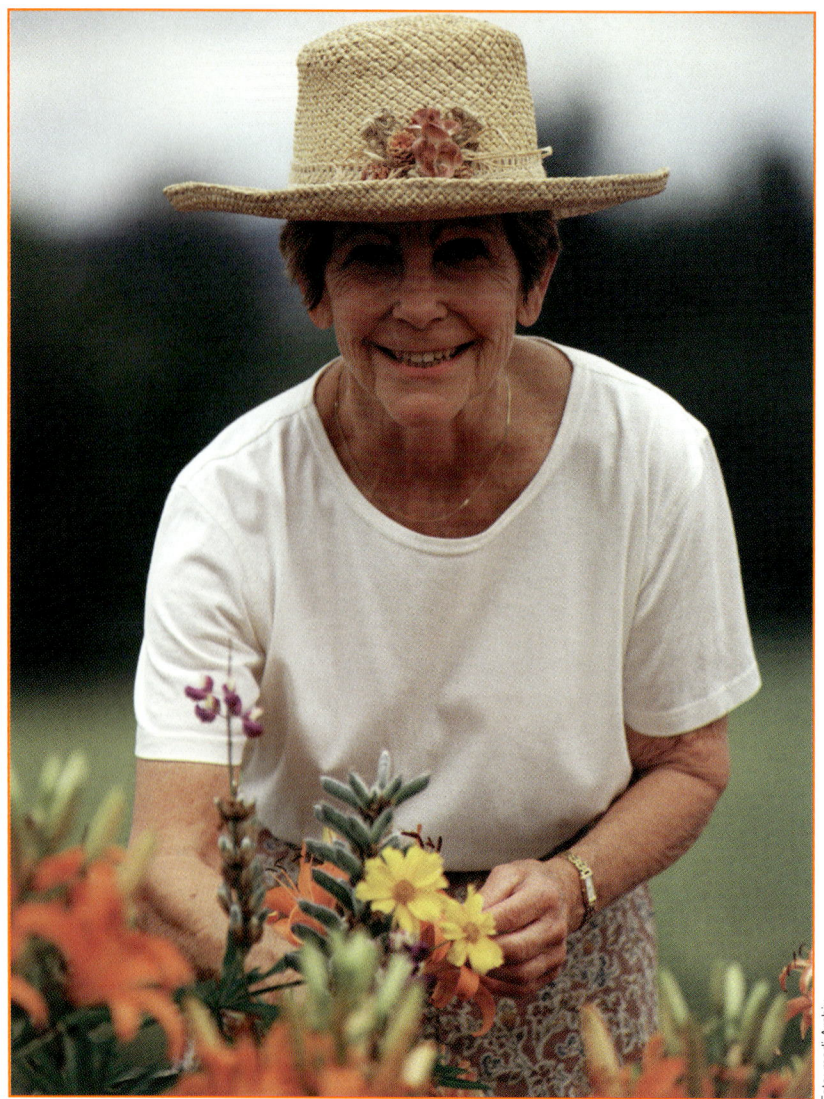

Foto: medi Archiv

Geistige Fitness und Leistungsfähigkeit hat mit dem Lebensalter eigentlich nichts zu tun. Wer sein Leben lang immer ausreichend Nährstoffe zu sich nimmt, hat gute Chancen, bis ins hohe Alter geistig fit zu bleiben.

NÄHRSTOFFE SCHÜTZEN

Die Deutschen werden immer älter: In wenigen Jahren wird fast jeder vierte Bundesbürger über 60 Jahre alt sein. So unabänderlich die Tatsache ist, so sehr fürchten sich viele dennoch vor dem Älterwerden. Grund dafür ist häufig die Furcht vor dem geistigen Verfall, für den ein höheres Lebensalter ein großer Risikofaktor ist. Fakt ist, daß die geistige Leistungsfähigkeit im Alter abnimmt – allerdings von Mensch zu Mensch unterschiedlich stark.

Dabei ist es keinesfalls allein Schicksal, ob wir am Ende unseres Lebens in geistiger Dämmerung versinken oder bis zum Schluß geistig fit sind: Immer mehr Untersuchungen zeigen, daß die Ernährungsweise und der Lebensstil hierfür entscheidende Faktoren sind. Das gilt insbesondere für eine allgemein nachlassende Hirnleistung, bis hin zu dem, was Mediziner als „Altersdemenz" bezeichnen, also dem Versinken im Vergessen.

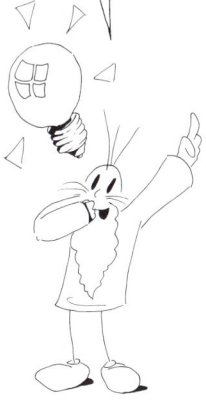

Das Hirn schrumpft mit den Jahren um bis zu 15 Prozent.

Nun häufen sich auch die Hinweise darauf, daß eine gute Nährstoff-Versorgung auch Schutz bieten könnte vor den beiden gefürchteten Alterskrankheiten, die bislang als unbeeinflußbar galten: Die Alzheimersche und die Parkinsonsche Krankheit, die Schüttellähmung.

Geistig fit bis ins hohe Alter

Das Gehirn verändert sich mit steigendem Lebensalter: Es schrumpft um etwa zehn bis 15 Prozent zusammen, die Hohlräume zwischen den einzelnen Windungen vergrößern sich. Dabei sterben aber nicht nur die Nerven selbst ab. Auch die Fortsätze verschwinden, die die Nervenzellen miteinander verknüpfen. Gehirnalterung verspielt, was in Kinderjahren so mühsam miteinander „verdrahtet" wurde. Entflechten sich die Nervenzellen, bedeutet dies eine geringere Anzahl von möglichen Verschaltungen innerhalb des Gehirns – und damit auch das Vergessen.

Sterben mehr Zellen als das Hirn täglich an Verbindungen neu schafft, altert es

Dies betrifft vor allem Nervenzellen in der Stirnhirnrinde, die für das Bewußtsein verantwortlich ist. Hier sitzt das selbstbewußte Handeln, der Wille, die Kreativität und das Gedächtnis. Ab etwa dem 20. Lebensjahr sterben in dieser Hirnregion täglich etwa 50.000 Nervenzellen ab.

Läuft alles normal, verfügt auch ein älteres Gehirn über ausreichend Möglichkeiten, derartige Verluste auszugleichen. Dann bilden sich beispielsweise neue Schaltstellen aus. So fällt es gar nicht auf, wenn täglich neue Gehirnzellen ausfallen. Andererseits gibt es genügend Senioren, bei denen sich das Alter bemerkbar macht: Sie denken und bewegen sich langsamer.

Bei diesen Menschen übersteigt die Zahl der absterbenden Zellen die der neugeschaffenen Verbindungen: Das Hirn altert. Ausfälle in diesem Hirnbereich machen sich entsprechend bemerkbar: Die Betroffenen werden vergeßlich, antriebslos und manchmal depressiv.

Aus den USA stammen Zahlen, nach denen zehn Prozent aller über 65jährigen und 20 Prozent aller über 75jährigen deutliche Einbußen in ihrer geistigen

Leistungsfähigkeit zeigen. Derartige Verlußte lassen sich jedoch durch den Lebensstil deutlich positiv beeinflussen: Wer sein Gehirn täglich fordert und sich richtig ernährt, hält auch die einmal geschaffenen Verbindungen der Nervenzellen länger aufrecht und fördert neue Nerven-Kontaktstellen. Geistige Isolation und tägliche Monotonie hingegen sind geistiges Gift.

Die meisten Mediziner sehen in der nachlassenden geistigen Fitness von Senioren immer noch eine quasi zwangsläufige Entwicklung. „Falsch!" sagen aber immer mehr Forscher. Gerade aus den USA kommen immer mehr Stimmen, die geistige Fitness bis ins hohe Alter in fast allen Fällen für eine Sache der richtigen Ernährung und des richtigen Lebensstils halten.

Sie sehen in der Hirnalterung einen biochemischen Vorgang, der sich verhindern läßt, wenn alle nötigen Versorgungssubstanzen vorhanden sind. Sie sehen in geistigem Verfall nichts weiter als gestörte biochemische Abläufe in Gehirn und Körper, bei denen viele der aufwendigen, komplizierten, aber so nötigen Stoffwechselvorgänge dann nicht mehr richtig klappen.

Forscher sehen in der Hirnalterung einen Vorgang, der sich aufhalten läßt.

Die Gründe: Bei Senioren ist der gesamte Stoffwechsel nicht mehr so voll funktionsfähig wie bei Jüngeren. Vor allem aber sind Senioren besonders anfällig für Nährstoff-Mängel. Das liegt an so einfachen Faktoren wie geringerem Hunger, Schwierigkeiten beim Kauen oder einfach der Unlust, täglich aufwendig zu kochen.

Andersherum läßt sich die Hirnfunktion auch bei Senioren durch ein breites Spektrum von natürlichen Nährstoffen wieder ordentlich ankurbeln. Ist eine solche Versorgungslücke nie eingetreten, sind die Verluste umso geringer. Eine stete, ausgeglichene Versorgung mit bestimmten Nährstoffen ist also die beste Vorsorge – und die beste Therapie gegen die Hirnalterung.

Geistige Alterung – ein Acetylcholin-Mangel?

Cholin verbessert deutlich das Kurzzeitgedächtnis.

Eine Schlüsselfunktion für geistige Fitness bis ins hohe Alter hat der Neurotransmitter Acetylcholin. Er ist für das Gedächtnis zuständig. Läuft sein Auf- und Abbau perfekt und ist er selbst in ausreichender Menge vorhanden, kann auch ein Senior in biblischem Alter mit geistiger Fitness glänzen.

Grundbausteine des Acetylcholins sind wie gesagt das Cholin und Essigsäure. Zweiteres kommt überall im Körper reichlich vor, ein Mangel daran ist fast ausgeschlossen. Anders ist es wie schon gesagt beim Cholin. Mittlerweile gibt es rund 30 Studien, die auf der ganzen Welt an verschiedenen Universitäten durchgeführt wurden. Alle belegen, daß Cholin ein wichtiger Faktor für geistige Fitness ist. An diesen Studien haben Menschen um die 60 Jahre teilgenommen, bei fast allen besserten sich vor allem das Kurzzeitgedächtnis und die Konzentrationsfähigkeit deutlich.

Allerdings kann der Körper auch mit noch so viel wertvollem Cholin kaum etwas anfangen, wenn gleichzeitig das B-Vitamin Panthothensäure fehlt: Es ist die Vorläufersubstanz des Co-Enzyms A, das die Grundbausteine des Acetylcholins aneinanderkoppelt. Ohne Panthothensäure auch kein Acetylcholin.

Putzt die Hirnzellen sauber: Vitamin E

Mit steigendem Alter lagert sich in den Hirnzellen eine Substanz ein, die für eine gute Hirnfunktion hinderlich ist: das sogenannte Lipofuscin. Diese Ablagerung entsteht, wenn mehrfach ungesättigte Fettsäuren im Nerven mit Sauerstoff reagieren, was ein höchst unerwünschter Vorgang ist. Dieses Lipofuscin behindert die normale Zellaktivität, ist sie überreichlich vorhanden, kann sie sogar zum Absterben der Zelle führen. Tierversuche zeigen, daß die Menge des eingelagerten Lipofuscins Hand in Hand geht mit einer Verschlechterung des Kurzzeitgedächtnisses.

Schutz bietet hingegen das Vitamin E. Dieses lebenswichtige Vitamin schützt die Fettsäuren vor einer Reaktion mit Sauerstoff, indem es ihn vorher selbst unschädlich macht.

Freie Radikale: Grund für das Altern?

So unwahrscheinlich es zunächst klingen mag: Der Grund für das Älterwerden der Körperzellen und damit auch des Menschen liegt wahrscheinlich in der Substanz, ohne der es auch kein Leben auf der Erde geben würde: dem Sauerstoff. Ist er im Körper nicht richtig unter Kontrolle, reagiert er beispielsweise sehr gern mit Fettsäuren, aus denen die äußere Zellschicht aufgebaut ist. So nehmen sie Schaden und können teilweise ihre Aufgabe nicht mehr richtig erfüllen. Diese Fehlfunktion kann dann auch Gehirnzellen betreffen.

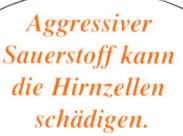

Aggressiver Sauerstoff kann die Hirnzellen schädigen.

Unseren Körper können wir allerdings schützen: Abhilfe schaffen eine ganze Reihe von Nährstoffen, die dazu beitragen, den aggressiven Sauerstoff im Körper im Zaum zu halten. Es lohnt sich, einmal nachzuvollziehen, wie das geht.

Sauerstoff – Fluch und Segen

Wir merken von der schädlichen Wirkung des Sauerstoffes wenig, weil unser Körper ein ausgeklügeltes System bereithält, das den Sauerstoff nicht nur unschädlich macht, sondern gleichzeitig die durch ihn freigesetzte Energie für sich nutzt.

Viele Enzyme bändigen den Sauerstoff in unserem Körper.

Solange dieses sauerstoff-bändigende System fehlerfrei funktioniert, ist alles in Ordnung. Doch Sie ahnen es sicherlich: Für dieses System ist gleich eine ganze Reihe von Nährstoffen nötig, ohne sie funktioniert es nicht mehr richtig.

Dieses ausgefeilte Bio-System in unserem Körper hält den Sauerstoff auf dem Weg durch den Körper in Schach und behält die Kontrolle über ihn. Auf dem Weg von den Lungenbläschen bis hin in die Körperzelle, die den Sauerstoff zur Energiegewinnung nutzt, kann auch einiges schief gehen.

Das beginnt in den roten Blutkörperchen, die den Sauerstoff aus den Lungen aufnehmen und ihn durch die Blutbahn schleusen. In ihrem Inneren sitzt der Sauerstoff auf Nummer Sicher. Bräche er hingegen aus, wären sie selbst schon sein erstes Opfer. Deshalb nehmen sie vorsichtshalber gleich zwei körpereigene Enzyme mit, die das Sauerstoff-Molekül bewachen: die „Katalase" und die „Glutathionperoxidase".

Ein zentrales Element der Glutathionperoxidase ist das Spurenelement Selen. Die roten Blutkörperchen schleusen den Sauerstoff bis in die Körperzelle. Dort übergeben sie ihn an das Co-Enzym Q10, welches ihn dann bis in die eigentlichen Kraftwerke der Zelle schleust, in die Mitochondrien. Q10 kann der Körper zwar selbst herstellen, dennoch haben Studien gezeigt, daß mit steigendem Lebensalter diese Produktion häufig erlahmt.

Erst die Mitochondrien können dem Sauerstoff seine Energie abluchsen, ohne dabei Schaden zu nehmen. Dazu sind aber auch wieder eine ganze Handvoll Enzyme nötig, die diese Reaktionen steuern und anschieben. Zu guter Letzt bieten diese Spezialisten dem Sauerstoff einen seiner liebsten Reaktionspartner an: ein Wasseratom. So wird aus dem aggressiven Energiebündel Sauerstoff das friedliche, träge Wasser.

Keine Chance für freie Radikale

Der Sauerstoff ist eigentlich schon gefährlich genug. Seine Einzelbestandteile aber sind wahre chemische Amokläufer. In der Regel besteht Sauerstoff aus zwei Sauerstoffatomen, die normalerweise fest aneinandergekettet sind. Manchmal aber kommt ein Sauerstoffatom frei – und wird zum biochemischen Amokläufer, zum sogenannten freien Radikal.

Nährstoffe nehmen freie Radikale auf und machen sie unschädlich.

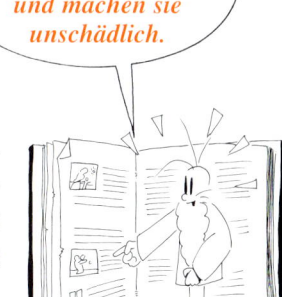

Ein einzelnes Sauerstoffatom hat eine so besondere chemische Struktur, daß es immer sofort versucht, mit irgendeiner Substanz in seiner näheren Umgebung zu reagieren und eine neue Verbindung einzugehen. Das kann beispielsweise eine intakte Zellwand sein, die nun durch das radikale Sauerstoffatom schwer geschädigt wird.

Richtig schlimm wird es, wenn ein solches Radikal bis in das Zell-Innere an die Erbinformationsträger gelangt: Dann kann Krebs entstehen. In anderen Fällen können freie Radikale den Körper auch daran hindern, wichtige Substanzen normal abzubauen.

Viele Vitamine (und Spurenelemente) haben dank ihrer chemischen Struktur die Möglichkeit, einem solchen freien Radikal Unterschlupf zu geben – und es so unschädlich zu machen. In jeder Sekunde entstehen im Körper tausende von freien Radikalen – Umweltschadstoffe und Streß fördern ihre Bildung auch noch. Deshalb ist die Schutzwirkung von Vitaminen, Spurenelementen und vor allem pflanzlichen Vitalstoffen vor diesen riskanten Zeitgenossen gar nicht hoch genug einzuschätzen.

In Deutschland leiden etwa 800.000 Menschen an Alzheimer.

Schrecken des Alters: Alzheimer

Freie Radikale könnten auch Auslöser einer Krankheit sein, deren Schatten über dem Alter vieler Menschen liegt: Der Alzheimerschen Krankheit. Einer der prominentesten Betroffenen der letzten Jahre ist der ehemalige US-Präsident Ronald Reagan: Während sich die Welt noch über den vergeßlichen Präsidenten amüsierte, der ohne seinen Teleprompter immer hilfloser wurde, hatte die Gedächtnisschwindsucht schon ihr Zerstörungswerk in seinem Hirn begonnen. Mittlerweile löst nicht einmal mehr das Gesicht seiner Frau Nancy einen Schimmer des Erkennens beim ehemaligen US-Präsidenten aus, Ort und Zeit sind für ihn keine Begriffe mehr.

In der Bundesrepublik leiden etwa 800.000 Menschen an Alzheimer, jährlich kommen etwa 50.000 hinzu. Der Flächenbrand im Gehirn führt zum langsamen,

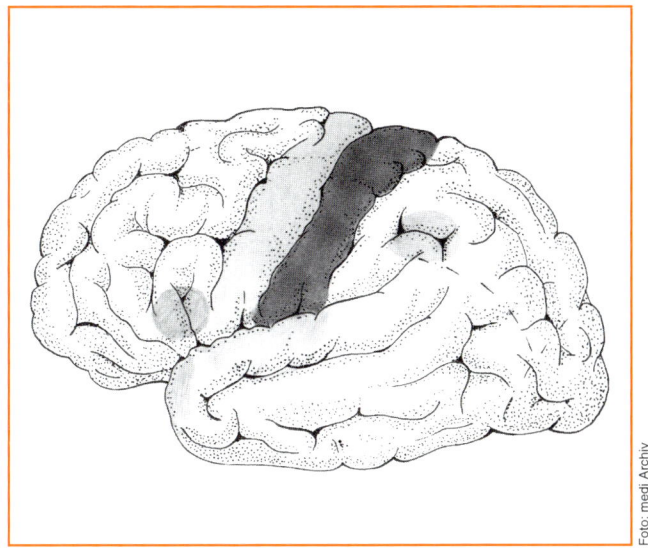

Foto: medi Archiv

Jeder Hirnbereich ist für unterschiedliche Aufgaben zuständig.
Problematisch sind vor allem Ausfälle im vorderen Bereich:
hier sitzt unsere Persönlichkeit.,

aber unaufhaltsamen Verlust des Gedächtnisses, bis die Betroffenen völlig hilflos sind. Die Krankheit führt innerhalb von zwei bis zehn Jahren zum Tod. Die Alzheimersche Erkrankung hat drei Hauptmerkmale: Hirnnerven gehen zugrunde, es zeigen sich Ablagerungen im Gehirn, und die Konzentration des Gedächtnis-Neurotransmitters Acetylcholin nimmt immer weiter ab.

Die Krankheit kündigt sich zunächst mit leichter Vergeßlichkeit an, bevor die wirklich schlimmen Ausfälle immer häufiger werden. Einige Forscher meinen, daß Nährstoffe vor dieser schlimmen Krankheit schützen könnten. Zu ihnen zählt Professor

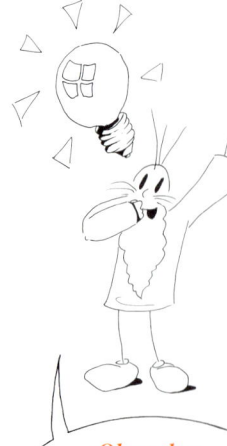

Warren Olanow von der Mount Sinai School of Medicine in New York. Für ihn ist klar, daß eine lebenslange optimale Versorgung mit Radikalfänger-Nährstoffen die beste Vorbeugung gegen Alzheimer ist.

Problematisch wird es hingegen, wenn die Krankheit einmal in Gang gekommen ist. Nährstoffe können alledings auch sogar dann noch positiv wirken. Erste Hinweise gibt es vor allem für eine besondere Form des Vitamin C und auch für Vitamin E. Beide können offensichtlich helfen, die Krankheit zumindest zu verlangsamen. Das gleiche gilt für ungesättigte Fettsäuren und Phosphatidylserin.

Ohne den „Nervenwachstums-Faktor" sterben Hirnzellen ab.

Eine vielversprechende Entdeckung ist auch der sogenannte Nervenwachstumsfaktor, der in Zukunft vielleicht einmal eine Behandlung möglich machen wird. Ohne ihn können Nervenzellen weder wachsen noch überleben.

Stirbt eine Nervenzelle ab, versorgt sie nicht mehr ihre Nachbarzelle mit diesem „Nerv Growth Factor" (NGF), für dessen Entdeckung die amerikanischen Wissenschaftler Rita Levi-Montalcini und Stanley Cohen 1986 den Nobelpreis erhielten: Fehlt NGF, so begehen die Zellen kollektiven Selbstmord. Sie setzen ein zelleigenes Suizid-Programm in Gang. Solche genetisch festgelegte Selbstvernichtung ist nur auf den ersten Blick widersinnig: Sie sorgt beispielsweise dafür, daß Frösche nicht ständig über ihren Kaulquappenschwanz stolpern müssen – im Laufe ihrer Entwicklung sind diese Zellen rechtzeitig wieder abgestorben.

Nur bei steter NGF-Zufuhr bleiben Hirnzellen funktionstüchtig. Durch die Synapsen wandert der Stoff von einer lebenden Zelle in die nächste. Bleibt er aus, weil die Nachbarzelle abgestorben ist, so stirbt auch die nächste. Und weil die Nervenzellen in einer Netzstruktur miteinander verflochten sind, läßt eine tote Nervenzelle vier, fünf oder zehn weitere sterben, die wiederum jeweils mindestens die gleiche Anzahl von Nachbarn haben.

Mit Nervenwachstumsfaktoren hoffen die Wissenschaftler, den fortschreitenden Zelltod einmal stoppen zu können. Im Tierversuch haben Forscher des Max-Planck-Instituts für Psychiatrie in München dies bereits geschafft – allerdings noch nicht an Hirnzellen, sondern an Gesichtsnerven.

Eine andere Methode wäre es, den Abbau des Acetylcholins zu drosseln. Doch dies würde allenfalls die Krankheit verlangsamen, heilen kann dieser Ansatz auch nicht. Ohne Frage: Die Alzheimersche-Krankheit wird so schnell ihren Schrecken nicht verlieren. Deshalb ist Vorbeugung mit Nährstoffen hier das A und O.

Solange Alzheimer nicht heilbar ist, bleibt Vorbeugung das A und O.

Morbus Parkinson – die Schüttellähmung

Das gleiche gilt für die zweite, wirklich bedrohliche Krankheit, die mit steigendem Lebensalter immer mehr Menschen trifft: der Parkinsonschen Krankheit, der Schüttellähmung. An ihr leiden allein in Deutschland rund 200.000 Menschen.

Auch bei der Parkinsonschen-Krankheit gibt es prominente Betroffene: Der frühere Weltmeister im Box-Schwergewicht, Cassius Clay alias Muhammad Ali leidet daran. Noch vielen mag in Erinnerung

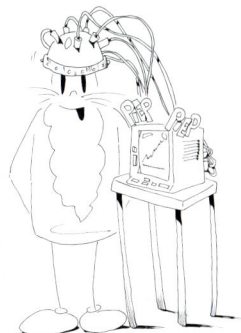

sein, wie mühsam der ehemalige Spitzensportler 1996 das Olympische Feuer für die Sommerspiele in Atlanta entzündete: Seine Hände zitterten so stark, daß er die Fackel mit beiden Händen fest umklammern mußte.

Bei der Parkinsonschen Krankheit gehen Gehirnzellen zugrunde, die den Neurotransmitter Dopamin produzieren. Häufige erste Anzeichen sind ein rhythmisches Zittern nur einer Hand oder eines Fußes, vor allem in Ruhepositionen. Oft fällt es den Betroffenen schwer, eine Bewegung überhaupt zu beginnen – oder sie dann wieder zu unterbrechen.

Das Gleichgewicht und das Koordinationsvermögen gehen verloren, die Patienten können sich nur noch schwer bewegen. Typisch ist deshalb auch ein schlur-

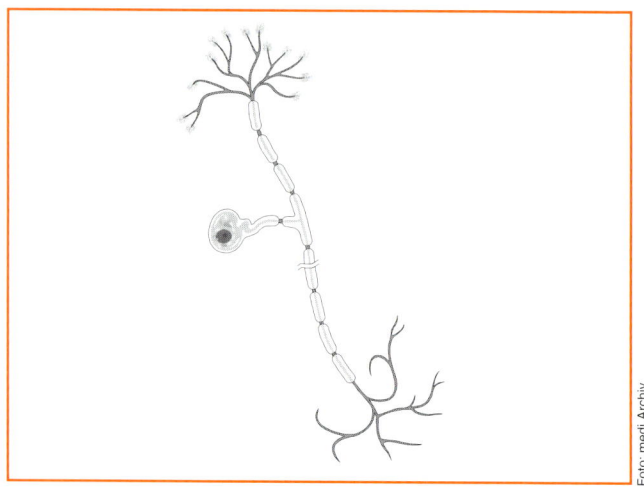

Foto: medi Archiv

Kontakte sind alles: Jeder Nervenstrang verbandelt sich mit vielen Nachbarn. Je mehr Kontakte, desto besser die geistige und körperliche Leistung. Bei Parkinsonkranken klappt die Weiterleitung von einem Nerv zum nächsten nicht mehr.

fender Gang. Manchmal erstarren die Betroffenen geradezu in einer Bewegung, weil die ohnehin schon stark angespannten Nerven in einer bestimmten Position „einrasten". Auffällig ist auch eine deutlich nachlassende Mimik, das sogenannte „Maskengesicht".

Parkinson ist ebenso wie Alzheimer eine typische Erkrankung des dritten Lebensabschnittes, meist trifft es Menschen über 60 Jahre. Dabei kommt erst in den letzten Krankheitsstadien auch ein geistiger Verfall hinzu.

Ursache hierfür ist ein langsames Absterben bestimmter Nervenzellen, die den Neurotransmitter Dopamin herstellen. Da diese Nervenzellen sehr dunkel gefärbt sind, nennen Experten sie auch „Substantia Nigra", die schwarze Substanz. Dopamin ist unerläßlich dafür, in bestimmten Hirnarealen Bewegungsfunktionen des Körpers anzuschieben.

Ein gewisser Schwund an diesen Hirnzellen ist normal: Mit jedem Jahrzehnt des Erwachsenenlebens gehen etwa vier Prozent verloren. Doch bei der Parkinsonschen Krankheit verstärkt irgendetwas diesen Verlust, der sich erst in Symptomen bemerkbar macht, wenn bereits rund 70 Prozent der dopamin-produzierenden Nerven zerstört sind.

Die Parkinsonsche Krankheit trifft vor allem Menschen über 60 Jahre.

Es stehen heute bereits Medikamente zur Verfügung, die den Verlust an Dopamin ausgleichen können, allerdings ist diese Therapie auch nicht optimal: Nach etwa vier bis fünf Jahren werden die Patienten unempfindlich gegenüber den Medikamenten, sie brauchen immer öfter immer mehr davon. Nebenwirkungen sind psychische Störungen, Schwindelgefühl und Übelkeit. Neuere Medikamente haben die Parkinson-Therapie verbessert,

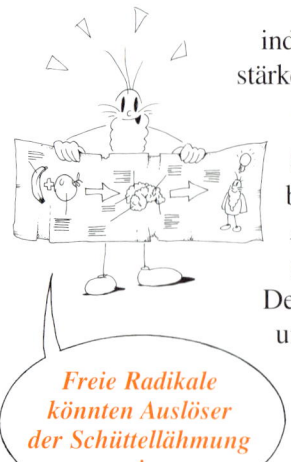

Freie Radikale könnten Auslöser der Schüttellähmung sein.

indem sie die Wirkung der älteren Medikamente verstärken helfen, so daß man diese Substanzen in geringeren Mengen einsetzen kann.

Sicherlich läßt sich die Parkinsonsche Krankheit besser mit Medikamenten im Griff behalten, als Alzheimer. Doch ideal ist die Behandlung nicht, geschweige denn kann sie die Betroffenen heilen. Deshalb heißt es auch hier: Vorbeugen. Und wiederum kommen aus den USA Belege dafür, daß die Parkinsonsche Krankheit ebenfalls durch freie Radikale ausgelöst wird.

Wieder waren es Forscher der Mount Sinai School of Medicine, die diese Belege fanden, allerdings bereits in den siebziger Jahren: Professor Gerald Cohen und Richard Heikkila untersuchten die Gehirne von verstorbenen Parkinson-Patienten. Sie fanden bestimmte chemische Veränderungen, die nur auftreten, wenn zuvor enorme Mengen freier Radikale ihr Unwesen getrieben haben.

Gleichzeitig stellten die Forscher fest, daß die Konzentration an Radikalfänger-Substanzen im Gehirn der Verstorbenen außergewöhnlich niedrig war.

Radikal gegen das Altern: Antioxidantien

Vitalstoffe – altbekannt, neubewährt

Der potenteste Radikalenfänger unter den Vitaminen ist das Vitamin C. Doch schon weit vor der Entdeckung dieser Wirkungsweise kannte man die fatalen Folgen, die ein Vitamin C-Mangel anrichten kann: Schon 1550 vor Christus berichten alte Schriften von kranken, matten, zahnlosen Seefahrern, die nach jahrelangen Schiffsfahrten wieder in den Heimathafen einliefen.

Ein kluger Wissenschaftler vermutete schon damals, daß diesen Männern eine Substanz fehlen müsse, die in der üblichen, einseitigen Schiffskost nicht enthalten war. Er hatte recht – Vitamin C steckt vor allem in frischen Früchten und Gemüsen. Erst sehr viel später haben Wissenschaftler darin die „Ascorbinsäure" entdeckt, wie die Substanz in der Fachsprache heißt.

Eine ganz besondere Rolle spielt Vitamin C für unser Abwehrsystem, das ohne dieses Vitamin nicht funktionieren könnte. Vitamin C ist außerdem ein Anti-Streß-Mittel. Streß ist einer der bekanntesten Risikofaktoren für Bluthochdruck, Herzinfarkt oder Schlaganfall. Wenn der Körper unter Hochdruck steht, produziert er bestimmte Streßhormone, die den Vitamin C-Spiegel im Blut sinken lassen.

Die Vitamine C und E halten Hirnzellen fit.

Wer genügend Vitamin C zu sich nimmt, wirkt dem entgegen. Außerdem haben Forschungen gezeigt, daß Vitamin C den Blutfettspiegel günstig beeinflußt und auch so dem gefürchteten Herzinfarkt ein Schnippchen schlagen hilft. Vitamin C tut gut, es ist ein Segen, daß Wissenschaftler es heute im Labor nachbauen können. Aber: Die Natur hat nicht vorgesehen, daß wir nun das weiße Pulver allein löffelweise in uns hineinschütten. Vitamin C wirkt am besten Hand in Hand mit anderen Vitalstoffen, wie beispielsweise dem Vitamin E.

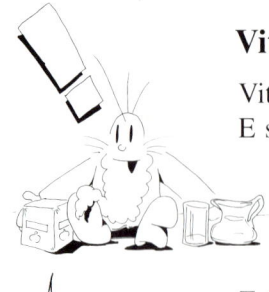

Vitamin E – das Jugendvitamin

Vitamin E ist der Kompagnon des Vitamin C. Vitamin E schützt den Körper vor vielen Umweltattacken, die ihn letztlich altern lassen. Wie das Vitamin C ist es ein schlagkräftiger Polizist gegen freie Radikale. Beide zusammen sind unter anderem dafür zuständig, daß die Fettverbrennung in den Zellen ordnungsgemäß ablaufen kann.

Beta-Karotin ist besser als Vitamin A: Man kann es kaum überdosieren.

Denn wenn die Fette nicht unbeschadet in die Kraftwerke der Zellen gelangen, weil sie vorher von freien Radikalen attackiert wurden, kann der Körper sie nicht mehr richtig abbauen. Dritter im Bunde dieser Spezialtruppe ist das Vitamin A, besser noch das Pro-Vitamin, das Beta-Karotin.

Das Augenvitamin A

Vitamin A hält unsere Augen und Haut gesund, hilft bei der Produktion wichtiger Hormone, fängt freie Radikale und hilft so bei der Krankheitsvorbeugung – andererseits sammelt sich schnell zuviel von diesem fettlöslichen Vitamin im Körper an, weil es der Körper nicht rasch genug abbauen kann. Auch davon kann man krank werden.

Will man sich dennoch etwas Gutes tun, sorgt man für eine ausreichende Versorgung nicht mit dem zweischneidigen Vitamin A, sondern mit dessen chemischer Vorstufe, dem Beta-Karotin. Aus dieser Substanz kann der Körper dann alleine soviel Vitamin A herstellen, wie er braucht – den Rest wird er ohne Schwierigkeiten wieder los. Beta-Karotin steckt in Möhren, Petersilie und Spinat. Bei den Vitaminen A, C und E zeigt sich einmal mehr der geniale Bauplan

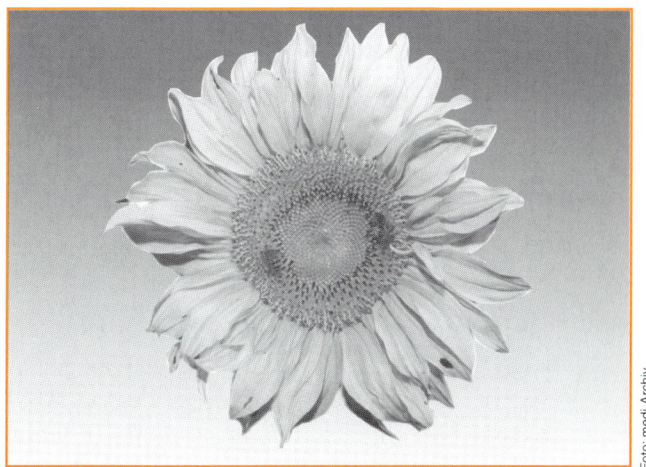

Foto: medi Archiv

Sonnenblumenöl ist ein guter Lieferant für Vitamin E –
ein wichtiger Schutzfaktor für Gefäße und Nerven.

der Schöpfung: Nur zusammen entfalten sie optimale Wirkung.

Beta-Karotin schützt vor freien Radikalen, also wahrscheinlich auch vor dem vorzeitigen Tod von Hirnzellen. Exzellenten Schutz bietet auch eine Untergruppierung dieser Beta-Karotine, die sogenannten „Lykopine". Sie gehören zur Beta-Karotin-Familie, sind aber wie gesagt noch potenter. Lykopine stecken vor allem in Tomaten.

Blitzableiter und Bioantrieb: Selen

Kaum ein Spurenelement hat im Körper so wichtige Aufgaben wie das Selen. Zum einen ist es ein zentrales Teilchen beim Aufbau der verschiedensten Enzyme, also winzigen Eiweißverbindungen, ohne die im Körper überhaupt nichts funktioniert.

Vor allem Enzyme, die zur Entgiftung des Körpers beitragen, brauchen Selen. Eines dieser Enzyme ist die „Glutathion-Peroxidase", die dafür sorgt, daß wichtige Mitspieler im Immunsystem richtig funktionieren können. Dieses selenbedürftige Enzym ist ein potenter Radikal-Fänger. Ein ebenso potenter Radikalfänger ist das Spurenelement Zink.

Pflanzen – Träger heilender Helfer

Früher verteufelt, heute geehrt: Pflanzliche Schutzstoffe.

Lange betrachteten Forscher Vitamine und Spurenelemente als die potentesten Fänger freier Radikale, die es überhaupt geben kann. Mit dem stetig wachsenden Wissen über die pflanzlichen Wirksubstanzen scheint diese Regel ihre Gültigkeit zu verlieren: Die sogenannten „Phytochemicals" (zu deutsch leider etwas umständlich „sekundäre Pflanzeninhaltsstoffe") schlagen die bekannten Substanzen offenbar noch um Längen: Zu ihnen zählen beispielsweise die sogenannten Bioflavonoide, die in der Schale vieler Früchte stecken. Vor allem Beeren und viele Südfrüchte sind wahre Bioflavonoid-Bomben.

Vor allem in China und Japan kennt und schätzt man die Schutz- und Heilwirkung einer Pflanze, die besonders viel sogenannte Lignane enthält: die „Schisandra-Frucht". Von dort kommen nun auch immer mehr wissenschaftliche Studien, die die Bedeutung dieser Pflanze und ihrer Inhaltsstoffe immer stärker betonen. So konnten Forscher beweisen, daß Lignane aus der Schisandra-Frucht ebenfalls potente Fänger der gefürchteten freien Radikale sind – sie sollen hierbei das Vitamin E teilweise noch um Längen schlagen können.

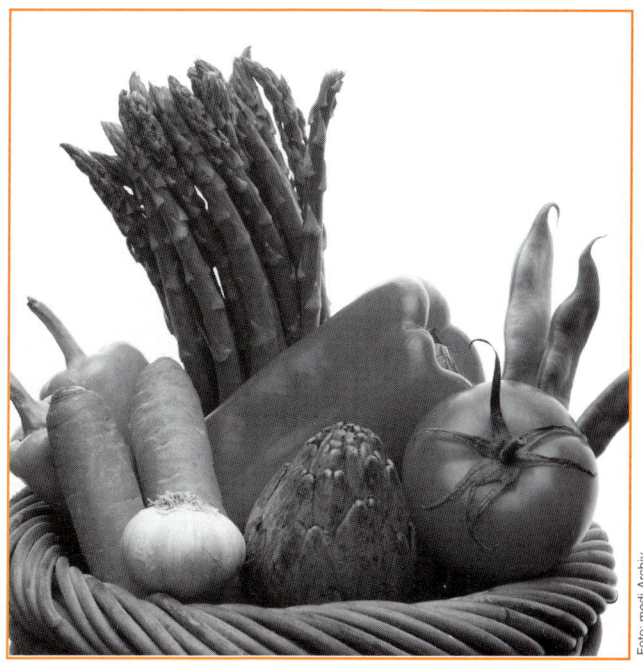

Foto: medi Archiv

*Die „sekundären Pflanzeninhaltsstoffe" sind beispielsweise Farb-
und Geruchsstoffe in Obst und Gemüse. Ihre Schutzwirkung steht
heute im Mittelpunkt der Forschung.*

Fitte Adern, fittes Hirn

Häufigster Grund für die zunehmende Vergeßlichkeit
und Schusseligkeit im Alter ist allerdings zumeist
nicht Alzheimer oder Parkinson: Bei den meisten
Menschen klappt die Versorgung des Gehirns mit Blut
und damit mit Sauerstoff nicht mehr richtig.

Entweder setzen sich die feinen Äderchen selbst zu,
die im Kopf das Gehirn versorgen, oder aber die beiden dicken Blutgefäße rechts und links der Kehle wer-

den zum Flaschenhals, der das Gedächtnis bedroht: Gefäßverengungen an den Halsschlagadern drosseln dann den Blutstrom ins gesamte Hirn. Nicht selten ist eine Operation unumgänglich.

Ist dagegen ein Gefäß im Hirn selbst verengt, können sowohl haarfeine Adern als auch große Blutgefäße zum Engpaß werden. Verschließen sie sich ganz, oder bleibt ein Blutpfropf an einer solchen Stelle hängen, kommt es zum Super-GAU im Gehirn: Ein Schlaganfall ist die Folge einer so unterbrochenen Blutversorgung. Je nachdem, an welcher Stelle der Korken in der Ader sitzt, sterben dahinterliegende große oder kleinere Areale im Gehirn ab.

Der Sauerstoffmangel läßt lebenswichtige Biopumpen stillstehen: Normalerweise ist außerhalb der Gehirn-

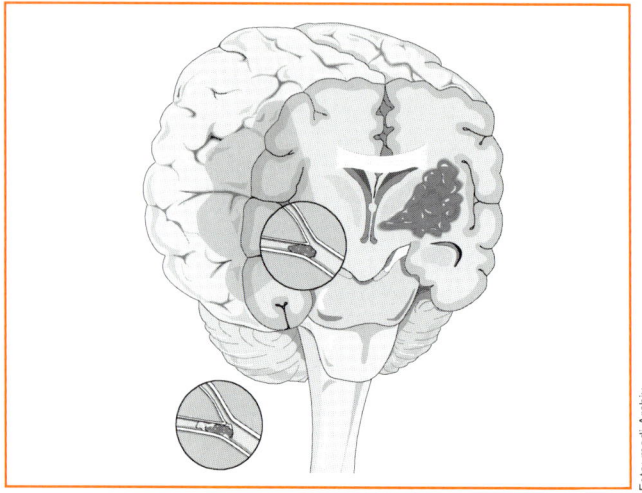

Foto: medi Archiv

Verstopft ein Blutpfropf eine Ader im Gehirn, bekommt das dahinterliegende Gewebe keinen Sauerstoff mehr und stirbt ab – der Schlaganfall ist da.

zellen wesentlich mehr Kalzium vorhanden als in der Zelle selbst. Der Konzentrationsunterschied führt dazu, daß Kalzium ständig in die Zelle hineinströmt – die Pumpe schafft es wieder hinaus. Ohne Sauerstoff fällt sie aus, das Kalzium sammelt sich an und die Zelle stirbt.

Das Ausmaß des Schadens hängt davon ab, wie groß und wie wichtig die Region ist, die das verschlossene Gefäß versorgte. Im Extremfall stirbt der Kranke, andere tragen Lähmungen und Sprachstörungen davon. Aber nicht immer sind die Auswirkungen so dramatisch. Sind nur kleine Regionen betroffen, können solche Hirninfarkte auch mehr oder minder unbemerkt ablaufen.

Dem Betroffenen ist dann nur kurzzeitig schwindelig oder er hat Sehstörungen. In der Summe können diese Mini-Schlaganfälle aber auch zu Hirnleistungsstörungen führen. Auch eine nur mangelhafte Durchblutung von Gehirnregionen, die noch nicht zum Zelltod führt, kann die Gehirnleistung schon beeinträchtigen.

Manche Schlaganfälle bleiben fast unbemerkt.

Nährstoffe halten die Adern frei

Einer der Hauptgründe für den schleichenden Gedächtnisverlust ist also häufig nichts anderes, als die weitverbreitete Arteriosklerose – nur betrifft sie eben nicht (nur) die Herzkranzgefäße oder die Beinarterien, sondern die Adern im Gehirn. Daß Nährstoffe vor Gefäßverkalkung schützen können, gilt heute schon als bewiesen, nicht umsonst zählt man die Arteriosklerose zu den ernährungsbedingten Krankheiten.

Im Team unschlagbar –
Sekundäre Vitalstoffe

Was steckt drin?	Worin stecken sie zum Beispiel?	Gegen Krebs	Gegen Bakterien	Gegen Gefäßverkalkung	Gegen Cholesterin	Hemmen Entzündungen	Steigern das Immunsystem	Fangen freie Radikale
Carotinoide (*am häufigsten als Beta-Karotin*)	Möhren (Karotten) Brokkoli Aprikosen Grünkohl Petersilie Orangen							
Phytosterine	Petersilienöl Sojaöl Borretschöl Weizenkeimöl Petersilienwurzelextrakt Sesamöl							
Saponine	Kichererbsen Lecithin Sojabohnen Spinat Aloe-Vera							

Was steckt drin?	Worin stecken sie zum Beispiel?	Wogegen wirken sie?						
		Gegen Krebs	Gegen Bakterien	Gegen Gefäßverkalkung	Gegen Cholesterin	Hemmen Entzündungen	Steigern das Immunsystem	Fangen freie Radikale
Phenolsäuren *(Kaffeesäure, Ferulasäure, Ellagsäure)*	Heidelbeeren Hagebutten Brombeeren Himbeeren Grünkohl							
Lignane *Schisandrol B, Schisandrol C, Schisandrol D*	Schisandra-Frucht							
Flavonoide *(Rutin, Anthocyane, Quercetin)*	Hagebutten Holunder alle roten, gelben und blauen Früchte und Gemüse							
Sulfide	Zwiebeln Knoblauch Schnittlauch Schalotten							
L + Milchsäure *aus sauer vergorenen Säften*	Möhren Rote Beete Sauerkraut							

+ Verbesserung der Laktose-Intoleranz

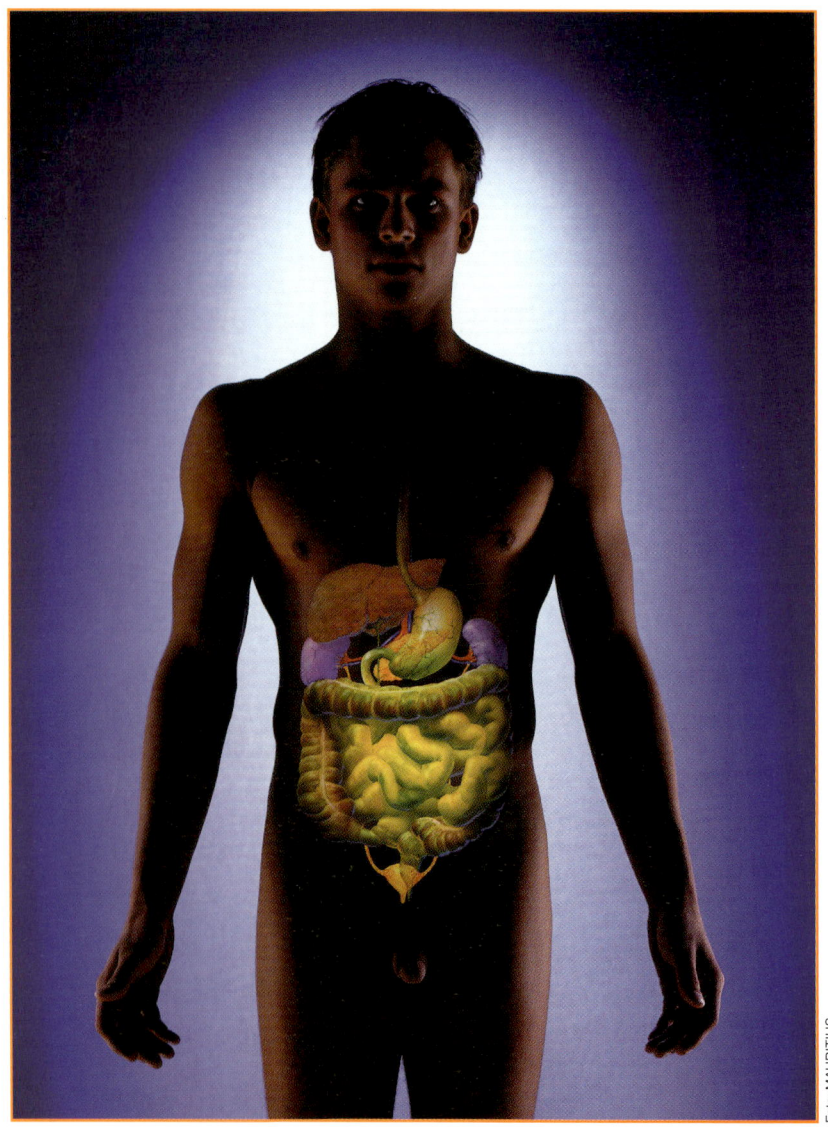

Foto: MAURITIUS

Unser Darm ist viel mehr als nur ein Abflußrohr: Hier treten alle Nährstoffe in den Körper. Damit dies reibungslos klappt, ist auch eine intakte Darmflora wichtig.

SITZT DER GRIPS IM DARM?

„Der Tod sitzt im Darm" sagt ein alter Spruch. Man könnte es auch weniger bedrohlich formulieren: gesunder Darm – gesunder Mensch. Wir wissen heute viel über dieses wichtige Organ, das viel mehr ist als nur unser „Abflußrohr". Er ist nicht nur unser wichtigstes Immunorgan, sondern auch die Stelle, an der alle wichtigen Nährstoffe in den Körper übertreten.

Wie wichtig Nährstoffe für unsere Hirnfitness und schließlich für unser ganzen Wohlergehen sind, haben Sie in den letzten Kapiteln erfahren. Dies alles nutzt aber nichts, wenn die Nährstoffe nicht ins Blut übertreten können und dann dem Körper nicht zur Verfügung stehen.

Deshalb lohnt es sich, einmal einen genaueren Blick auf unser Ökosystem Darm zu werfen – auch wenn der Gedanke zunächst etwas seltsam anmutet, daß unsere Verdauung etwas mit Lern- und Leistungsfähigkeit oder sogar Stimmungen zu tun hätte.

Unser Darm ist viel mehr als nur ein Abflußrohr.

Und dennoch: Lassen Sie sich doch einmal einige Redewendungen auf der Zunge zergehen: „Ein voller Bauch studiert nicht gern" trifft genauso zu wie „Liebe geht durch den Magen". Wem etwas „auf den Magen geschlagen" ist, der wird auch keine geistigen Höchstleistungen vollbringen. Die Weisheit läßt sich eben doch mit Löffeln fressen.

Ökosystem Darm

Der Darm kann nur richtig funktionieren, wenn es seinen kleinen Helfershelfern gut geht: An der Darmschleimhaut leben Millionen und Abermillionen nützliche Bakterien, auf deren stetige Arbeit wir dringend angewiesen sind. Dieses „Ökosystem Darm" setzt sich aus etwa 500 Bakterienarten zusammen, die ihrerseits natürlich auch einen sehr aktiven Stoffwechsel haben. Gutartige Darmbakterien nutzen zunächst einmal schlicht durch ihre Anwesenheit: Sie besetzen die Oberfläche der Darmschleimhaut und verhindern so, daß sich andere Keime dort verankern können. Sie dienen quasi als Platzhalter.

Eine schlechte Darmflora ist wahrscheinlich ein Allergieauslöser.

Außerdem feuern sie das Immunsystem an. Zwar sind diese Keime harmlos, aber sie stimulieren dennoch durch ihre Anwesenheit die Immunabwehr an der Darmschleimhaut. An der Darmschleimhaut werden unglaubliche Mengen von Abwehrkörpern gebildet, die der Organismus an anderer Stelle wieder brauchen kann – beispielsweise bei Atemwegsinfektionen. Denn egal wo Antikörper gebildet werden: Sofort hat der Körper ihresgleichen an allen Schleimhäuten parat. Deshalb schützt eine stabile und gute Darmflora auch allgemein vor Infektionskrankheiten.

Eine schlechte Darmflora hingegen verursacht Völlegefühl, Blähungen, Verstopfung und/oder Durchfall und fördert die Übersäuerung des Körpers. Außerdem ist eine schlechte Darmflora wahrscheinlich auch Mitauslöser von Allergien, meinen Immunologen.

Wir haben also allen Grund dazu, diesen gutartigen Untermietern das Leben so angenehm wie möglich zu machen. Als gutes Bakterienfutter haben sich bestimmte Zuckerarten bewährt, von denen bereits einmal weiter vorne die Rede war: die Mehrfachzucker, beispielsweise die Oligo-Fructose.

Darmkeime produzieren aus Oligo-Fructose oder auch aus dem Mehrfachzucker „Inulin" kurzkettige Fettsäuren, die das Wachstum der Bakterienflora allgemein stark stimulieren.

Diese positive Wirkung von guten Darmkeimen hat zu enormen Umsatzzuwächsen bei der Joghurt-Industrie geführt, die besonders potente und muntere Keime zur Joghurtherstellung verwendet und so nicht nur Gaumen, sondern auch den Darm des Joghurt-Essers erfreut. Der Begriff „probiotisch" für die günstige Wirkung dieser Keime ist heute in aller Munde und das zu Recht. Im Gegensatz zu diesen „Probiotika" sprechen Wissenschaftler bei den Mehrfachzuckern von „Präbiotika". Sie sind also die Wegbereiter einer gesunden Darmflora.

Eine gute und stabile Darmflora gilt unter Experten auch als die beste Voraussetzung dafür, daß Nährstoffe ins Blut übertreten können. Erst das komplizierte Zusammenspiel zwischen Bakterien und Darmschleimhaut schafft offensichtlich das spezielle Klima, das für diesen Übertritt gebraucht wird.

Das „Inulin" ist Futter für gutartige Darmkeime.

Nieder mit dem Blutfettspiegel

Daneben hat Oligo-Fructose noch eine weitere sehr positive Eigenschaft: Die Fettsäuren aus dem Inulin- und Oligo-Fructose-Stoffwechsel der Bakterien gelangen in den Leberstoffwechsel, wo auch ein großer Teil des anderen Fettstoffwechsels des Körpers reguliert wird. Inulin und Oligo-Fructose können über diesen Umweg den Blutgehalt am herzschädlichen LDL-Cholesterin senken. Diese Zuckerarten senken einen zu hohen Cholesterinspiegel insgesamt und verbessern außerdem das Verhältnis des „guten" HDL-Cholesterins zum „schlechten" LDL-Cholesterin.

Ein hoher HDL-Spiegel zu einem niedrigen LDL-Spiegel schützt also vor der Arteriosklerose. Günstig wirkt sich hier aus, daß Oligo-Fructose nur bei Menschen einen Effekt hat, die wirklich einen zu hohen Cholesterinspiegel haben. Wessen Blutfette normal sind, hat hingegen keine Verschiebung in zu niedrige Werte zu befürchten. Das unterscheidet dieses Nahrungsmittel deutlich von synthetischen Blutfettsenkern.

Ein gutes Darmmilieu verbessert auch den Cholesterinspiegel.

Ein guter Cholesterinspiegel allerdings schützt nicht nur die Herzkranzgefäße: Ist er zu hoch, riskiert man ebenso eine Verengung der Hirnarterien, was zu nachlassender Hirnleistung oder sogar einem Schlaganfall führen kann.

Milchsäure – Streicheleinheiten für die Darmflora

Ein ideales Klima für gutartige Darmbakterien bieten neben einem optimalen Nahrungsangebot milchsauer

Spezial: Cellagon vitale – das steckt drin

Jetzt wissen Sie ganz genau, warum in Cellagon vitale Oligo-Fructose und Inulin stecken. Diese Zuckerarten dienen also nicht nur als Energiequelle für uns selbst – sondern ernähren auch gleich noch unsere freundlichen Helfershelfer der Darmflora mit.

vergorene Produkte wie etwa Sauerkraut: Zum einen schaffen diese Produkte ein Milieu mit dem idealen Säuregrad im Darm. Dieses gute Milieu stimuliert die gutartigen Darmbakterien dazu, sich schneller zu vermehren.

Zum anderen aber stecken in ihnen selbst noch vermehrungsfähige, nützliche Bakterien wie etwa die Bifidus- und Acidophilusbakterien. Das sind die gleichen Keime, die uns auch den Joghurt bescheren.

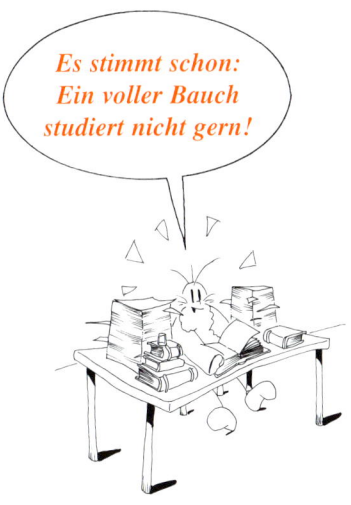

Es stimmt schon: Ein voller Bauch studiert nicht gern!

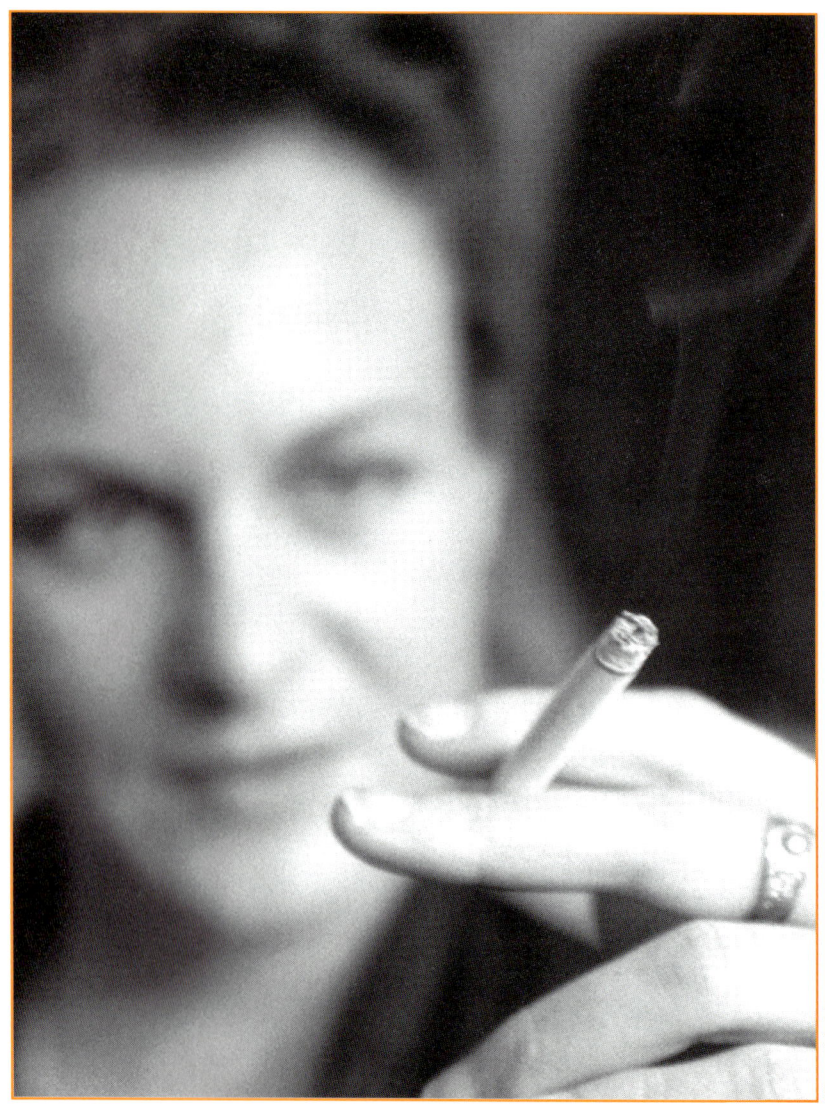

Foto: medi Archiv

Der blaue Dunst: ein zweischneidiges Schwert! Zwar verbessert das Nikotin das Kurzzeitgedächtnis. Doch Vorsicht: Das Risiko für Herz und Hirn ist viel größer als der Nutzen.

TIPS UND TRICKS

In den letzten Kapiteln haben Sie viel über den Zusammenhang von Nährstoffen und einer optimalen Hirnfitness erfahren. Diese Nährstoffe stecken unter anderem in Cellagon vitale. Mit ein paar Tricks und Kniffen – außer einer guten Nährstoff-Versorgung – können Sie Ihre Konzentrations- und Leistungsfähigkeit allerdings noch weiter steigern. Das gilt sowohl für die Besprechung gleich morgen als auch für die späteren Lebensabschnitte.

Vorsicht vor Kaffee & Co

Zu einer guten, ausgeglichenen und verläßlichen Konzentrations- und Leistungsfähigkeit gehört zunächst, daß Sie Ihren Konsum von Kaffee, Tee, Nikotin oder auch Alkohol einschränken, denn ihre Wirksubstanzen sind nur scheinbar gute Möglichkeiten, sich je nach Bedarf aufzuputschen oder zu entspannen.

Kaffee oder Nikotin stellen Ihnen Konzentrationsfallen.

Tatsächlich aber laufen Sie mit diesen „Psychokrücken" viel eher Gefahr, in ein Konzentrationsloch zu fallen. Und langfristig schaden Kaffee und Tee Ihrer (Nerven-) Gesundheit ebenso wie Nikotin und vor allem Alkohol.

Kaffee: Power nur für kurze Zeit

Ohne ihn geht scheinbar in deutschen Büros gar nichts: der Kaffee. In dem schwarzen Muntermacher steckt die belebende Substanz Koffein, deren chemi-

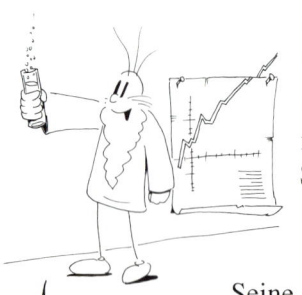

sche Verwandte auch im Tee (als Teein) und in der Kakaobohne stecken.

Koffein wirkt auf das zentrale Nervensystem, macht wach und verscheucht die Müdigkeit. Studien zeigen, daß Koffein tatsächlich kurzfristig den Gedankenfluß und die Produktivität steigert.

Seine Fußangel: Nachdem der Körper das Koffein abgebaut hat, tritt manchmal ein Müdigkeits- und Schläfrigkeitsgefühl ein. Wann dieser Zeitpunkt kommt, läßt sich häufig nicht genau voraussagen, da er von verschiedenen Faktoren abhängt: Dazu zählt die Art des Frühstücks ebenso wie die vorher oder gleichzeitig aufgenommene Flüssigkeitsmenge und nicht zuletzt auch die Gewöhnung des Körpers an das Koffein.

Koffein regt die Insulinausschüttung an – deshalb droht der Blackout.

Ein oder zwei Täßchen Kaffee kann Ihnen sicherlich niemand verwehren. Für das gesunde Mittelmaß halten Sie es mit Paracelsus: Die Dosis macht's.

Das Hirn unter Dampf: Nikotin

Auch der Griff zum Glimmstengel scheint für viele zunächst eine Leistungssteigerung zu versprechen. Und tatsächlich: Die Wirksubstanz Nikotin aus den Tabakblättern paßt wie ein perfekter Schlüssel an die Andockstellen für den Power-Neurotransmitter Acetylcholin im Gehirn. Dort lagern sie sich an und sorgen dafür, daß das Gehirn so ständig das Signal „höchste Konzentration" bekommt.

Doch Vorsicht: Auch hier läßt die Wirkung nach Abbau des Giftes wieder rasch nach. Dann ist entweder der

Leistungsknick oder der Griff zur nächsten Zigarette vorprogrammiert – und die schädliche Wirkung des Rauchens auf die Gefäßwände ist hinreichend bekannt: Die Gefäßgifte aus Zigaretten tragen zur Aderverkalkung bei, was wiederum auf Dauer unter anderem die Hirndurchblutung drosselt.

Alkohol, der Flaschengeist

Nach einem Streß-Tag fällt der Griff zur Flasche als Entspannungshelfer allzu leicht. Früher wetterte man allgemein über die schädliche Wirkung des Hopfen- und Rebensaftes, heute allerdings weiß man, daß ein Gläschen Rotwein am Tag der Gesundheit sogar zuträglich ist. Der Grund dafür sind wohl Substanzen im roten Weinfarbstoff, die als Radikalfänger fungieren.

Das Problem ist, daß es bei den meisten nicht bei einem Gläschen bleibt. Und dann wird Alkohol wie auch alle anderen Genußgifte kontraproduktiv. Vor allem als Einschlafhilfe erweist er sich als Konzentrationskiller am nächsten Morgen: Alkohol verschlechtert die Schlafqualität, vor allem die erfrischendsten und regenerierenden Schlafphasen werden von ihm beeinträchtigt.

Alkohol verspricht Entspannung – und bringt den Durchhänger.

Dann ist der Durchhänger am nächsten Tag vorprogrammiert – ebenso wie vielleicht der Griff zum Kaffee, Tee und/oder zur Zigarette. Derart aufgeputscht kommen viele am Abend nicht zur Ruhe – und gönnen sich wieder ein Gläschen.

Alkohol ist außerdem ein Nährstoff-Räuber: Er entzieht dem Körper ausgerechnet die Substanzen,

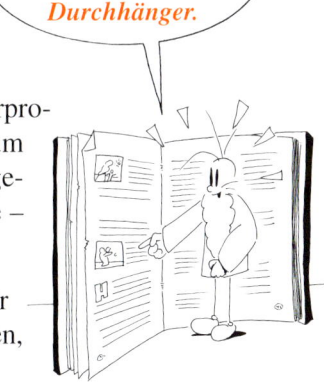

die er für eine gute Konzentrationsfähigkeit braucht. Dazu zählen vor allem die B-Vitamine (siehe auch Kapitel 4).

Sicherlich: Kaffee, Tee, Nikotin und Alkohol haben für viele auch Genußaspekte, und dagegen läßt sich wenig sagen. Doch nutzen sie alle vier nicht als Psychokrücken – sie werden Ihnen Bärendienste erweisen. Gegen ein gemütliches Glas Rotwein oder eine schöne Tasse Kaffee mit Freunden ist nichts zu sagen.

Bis zu 10.000 Kontakte kann eine einzige Nervenzelle knüpfen.

Hirnjogging – Schwung für die grauen Zellen

Geistige Spitzenleistungen sind bis zu einem gewissen Grad auch Trainingssache, denn anders als die allseits bewunderten Computer läßt sich der menschliche Arbeitsspeicher trainieren. Um die Informationen schnell und sicher verarbeiten zu können, müssen zwischen den einzelnen Nervenzellen möglichst viele Verbindungen bestehen. Je mehr Zellkontakte bestehen, desto besser funktioniert der Denkapparat. Bis zu 10.000 zarte Bande kann eine einzelne Nervenzelle bei geistig aktiven Menschen knüpfen. Durchschnittlichen Zeitgenossen genügen rund 1.000 Schaltstellen, um ihr Tagwerk zu verrichten.

Diese Nervenverknüpfung läßt sich stimulieren. Vor allem die Übungen des „Gehirnjoggings" machen die Hirnnerven kontaktfreudiger. Ein spezielles Aufbautraining fördert Bereiche, die individuell unterentwickelt sind oder wärmt sie auf für ein kurz darauf folgendes Meeting oder eine Prüfung.

Menschen im Berufsleben haben erfahrungsgemäß ohnehin einen sehr leistungsfähigen Kurzzeitspeicher, meinen Experten. Bei speziellen Kursen für diese Zielgruppe fand man aber heraus, daß sich auch deren Hirnleistung weiter steigern ließ. Manager erreichen eine optimale Leistung, wenn sie täglich fünf bis zehn Minuten Hirnjogging absolvieren, raten Experten. Solche Übungen sind auch die beste Vorbereitung auf eine schwierige Verhandlung. Sie verbessern Aufnahmebereitschaft und Informationsverarbeitung.

Einfach ist der Hirnjogging-Parcours allerdings nicht: Ein Papagei mit drei Buchstaben ist ein Ara – solche Kreuzworträtsel-Banalitäten sind ungeeignet für richtiges Gehirnjogging. Die Hirntrainer fordern ihre Schützlinge härter: Profis können das Wort Papagei ohne Nachzudenken in Rekordzeit rückwärts buchstabieren. Dabei ruft das Gehirn nicht wie bei der Antwort „Ara" Informationen aus dem Langzeitgedächtnis ab, sondern knackt die Kopfnuß direkt im Arbeitsspeicher.

Dieses mentale Aufwärmtraining können Sie Ihrem Gehirn wie gesagt auch gönnen, bevor es in der Prüfung oder der Verhandlung richtig zur Sache geht. Dafür gibt es bestimmte Übungen, die sogar die später besonders gewünschte Fähigkeit besonders ansprechen:

Hirnprofis buchstabieren „Papagei" fließend rückwärts.

BRAINPOWER

Kommt es einmal auf Wortfindung und Kreativität an, lösen Sie folgende Aufgabe:

WORTFINDUNG UND KREATIVITÄT: WORTÄNFÄNGE

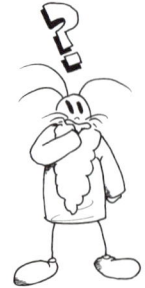

Bitte suchen Sie mindestens 15 Wörter, die mit den Buchstaben Schr... beginnen: Beispiele: Schrank, Schreiner.

1. Schr_____   9. Schr_____

2. Schr_____   10. Schr_____

3. Schr_____   11. Schr_____

4. Schr_____   12. Schr_____

5. Schr_____   13. Schr_____

6. Schr_____   14. Schr_____

7. Schr_____   15. Schr_____

8. Schr_____

Und spielen Zahlen gleich eine wichtige Rolle, ist dieses Aufwärmtraining richtig:

KURZZEITGEDÄCHTNIS: ZAHLEN

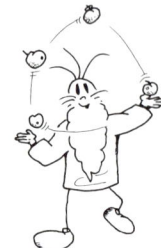

Lesen Sie die unten stehenden Zahlen mehrfach durch. Verdecken Sie dann bitte die Zahlen und kreuzen Sie in der Tabelle auf der nächsten Seite die richtige unter einer Auswahl von ähnlichen Zahlen an.

030/475 23 43	12.7.1872
12 345	591 m^3
78,390	1,435

KURZZEITGEDÄCHTNIS: ZAHLEN

Kreuzen Sie bitte die Zahl an, von der Sie meinen, daß es die richtige ist.

591 m²	78,390	12.8.1872
519 m³	87,093	13.8.1871
591 m³	87,309	13.7.1882
592 m³	78,309	12.7.1872
1,453	12 435	030/457 43 23
1,435	13 452	030/457 23 43
14,53	12 345	030/475 43 23
1,543	12 543	030/475 23 43

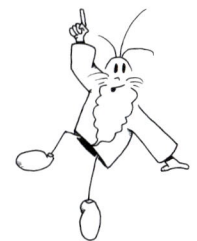

Vergleichen Sie bitte, ob die von Ihnen angekreuzten Zahlen die richtigen sind.

Wollen Sie Ihr Kurzzeitgedächtnis aufpeppen,
machen Sie sich an folgende Aufgabe:

KURZZEITGEDÄCHTNIS: BILDER

Bitte schauen Sie sich das folgende Bild aufmerksam an,
verdecken Sie es dann und beantworten Sie die Fragen.

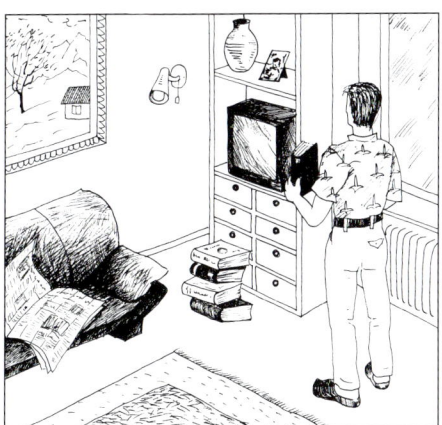

Wieviele Bücher liegen auf dem Boden?

Was zeigt das Bild an der Wand?

Welches Muster hat das Hemd des Mannes?

Wieviele Schubladen hat der Schrank?

Was steht neben der Blumenvase auf dem Regal?

Was liegt auf dem Sofa?

Wenn Sie die Fragen beantwortet haben, vergleichen Sie Ihre Ergebnisse mit dem Bild.

Zu dieser Art des Gehirnjoggings gibt es heute viele interessante Bücher mit immer neuen Aufgaben. Die Investition lohnt sich sicher. Die oben stehenden Aufgaben sind dem Buch „Konzentration und Gedächtnis" von Sabine Krämer und Klaus Dieter Walter entnommen. Es ist im „Lexika" Verlag erschienen und kostet 29,80 DM.

Schlaffe Muskeln, schlaffes Hirn.

Auch der Körper muß fit sein

Der gesunde Geist braucht außerdem offensichtlich immer noch einen gesunden Körper: Wer seinen Denkapparat allein auf Joggingtour schickt und selbst den ganzen Tag schlaff im Bürosessel lehnt, kommt nicht weit. „Wer wissen will, wie kraftlos sein Gehirn ist, sollte am besten seine Beinmuskeln anfassen", bringen es Hirnforscher auf den Punkt.

Die Erklärung ist einfach: Sport und körperliche Betätigung kurbeln den Kreislauf an und versorgen unser Hirn mit einer wahren Sauerstoffdusche. Günstig ist körperliche Bewegung allerdings auch, weil sie hilft, Streßhormone abzubauen. Denn haben sich diese überreichlich im Nervenkostüm angesammelt, können sie kreatives, produktives Denken blockieren, haben Untersuchungen gezeigt.

Der Magen denkt mit

Mit einer entsprechenden Mahlzeit lassen sich Stimmung und Leistungsfähigkeit deutlich beeinflussen. Ohne jetzt bis ins Detail gehen zu müssen: wählen

Sie eine eiweißreiche Mahlzeit, wenn geistige Leistungsfähigkeit angesagt ist und eine kohlenhydratreiche, wenn Sie sich entspannen wollen.

Zum Frühstück geben Sie deshalb lieber Milchprodukten wie Käse oder Quark den Vorzug, genauso wie magerer Wurst und Vollkornbrot. Dazu lieber ein Glas Saft. Trinken Sie Kaffee, bekommen Sie den ersten Leistungsknick aller Voraussicht nach genau zum Morgenmeeting. Was macht es schon, wenn Sie in der U-Bahn oder im Auto noch nicht hundertprozentig fit und konzentriert sind?

Mittags wählen Sie lieber ein Stück Fisch oder Fleisch in Kombination mit Gemüse und/oder Salaten. Das liefert Eiweiße und Ballaststoffe.

Abends dann ist es Zeit für Pasta oder Kartoffeln. Übrigens: Ein Glas Milch mit Honig ist manchmal die bessere Schlafhilfe als ein Glas Rotwein. Ein gutes Buch zu diesem Thema ist im vgs-Verlag erschienen: Gudrun Dalla Via: „Power-Nahrung fürs Gehirn." Darin finden Sie hervorragende Rezepte und Ernährungstips.

Zur Pause Obst. Das macht fit für den Nachmittag.

GLOSSAR

Acetylcholin:
Neurotransmitter. Wesentlicher Bestandteil dieses Power-Neurotransmitters ist das Cholin, das wiederum im Lecithin enthalten ist. Acetylcholin ist der wichtigste und am längsten bekannte Neurotransmitter überhaupt.

Alzheimer'sche Krankheit:
Bei dieser gefürchteten Krankheit sterben immer mehr und unaufhaltsam Hirnzellen ab. Zunächst äußert sie sich nur in Vergeßlichkeit, später kommt es zu echter geistiger Verwirrtheit. Erst zum Schluß sterben auch Hirnzellen ab, die für die Aufrechterhaltung der Körperfunktionen zuständig sind – der Betroffe stirbt in völliger geistiger Umnachtung.

Aminosäuren:
Aminosäuren sind die Bausteine der Eiweiße. Einige von ihnen können wir selbst herstellen, andere müssen wir hingegen über die Nahrung aufnehmen.

Antioxidantien:
Antioxidantien verhindern, daß aggressiver Sauerstoff andere, wichtige chemische Verbindungen oder Strukturen angreift und zerstört. Noch lange bevor die Bedeutung der Antioxidantien in der Medizin erkannt wurde, nutzten sie Chemiker zur Haltbarmachung von Lebensmitteln. Deshalb ist Vitamin C oder Vitamin E häufig zusätzlich in Lebensmitteln enthalten. Dort die-

nen sie quasi als Konservierungsstoff. Erst als Vitamine „Mode" wurden, begannen die Hersteller, diese Substanzen in ihren Produkten als ein Plus herauszustellen.

Doch Antioxidantien halten nich nur die Margarine frisch: auch im Körper haben sie eine wichtige Aufgabe – chemisch gesehen dienen sie aber nichts anderem, als auch in den Lebensmitteln: sie fangen Sauerstoffatome, und sogenannte freie Radikale, ab und machen sie unschädlich. Damit verhindern sie Schäden vor allem an den Zellwänden aber auch am Zellkern. Wichtige Antioxidantien sind die Vitamine A, C, E, das Selen und Zink. Siehe auch „Radikalfänger"

Arginin:
Entspannungsfördernde Aminosäure

Blut-Hirn-Schranke:
Zellschicht-Barriere, die das Gehirn vor schädlichen Substanzen schützt. Sie filtert alles potentiell Gefährliche aus dem Blut und läßt es nicht passieren. Ein Problem auch für viele Medikamente, die zwar gegen Hirnkrankheiten wirken könnten, diese Schranke aber nicht überwinden können.

Carnitin:
Korrekt: L-Carnitin. Substanz, die für den Eiweißstoffwechsel und für die Energiegewinnung im Muskel unabdingbar ist.

China-Restaurant-Syndrom:
siehe Glutamat.

EEG:

Elektroenzephalographie = Hirnstrommessung. Feine Elektroden spüren die schwachen elektronischen Hirnströme auf und machen sie in Kurven sichtbar.

Endorphine:

Neuropeptid (siehe auch dort), das wie körpereigenes Morphium wirkt und so glücklich und schmerzunenpfindlich macht. Bekannt sind sie als Verursacher des „Runners High", dem Glücksrauschgefühl, das Langstreckenläufer und andere Extremleistungssportler unter extremer Anstrengung erleben.

Freie Radikale:

Freie Radikale ist chemisch wildgewordener Sauerstoff: Normalerweise besteht ein Sauerstoffmolekül aus zwei Sauerstoffatomen, die aneinanderhängen. Zerbricht diese Verbindung, suchen beide Partner – also die einzelnen Sauerstoffatome – neue Verbindungspartner.

Dies muß nicht unbedingt wieder ein freies Sauerstoff atom sein – auch and andere Verbindungen wie etwa lange Eiweißmoleküle kann sich so ein Sauerstoffradikal anlagern und ihm einen geeigneten Teil entreißen, mit dem der Sauerstoff dann reagieren kann.

So bleibt eine zertrümmerte chemische Verbindung zurück. Schlimm wird es, wenn diese Verbindung beispielsweise Teil einer Zellwand oder gar des Zellinneren war. Dann entsteht eine veränderte, kranke Zelle. Bestenfalls stirbt die Zelle dann ab.
Sie kann sich aber auch weiter teilen. Teilen sich viele entartete Zellen, entsteht im Extremfall Krebs.

Fruktose:
Fruchtzucker, beispielsweise der Zucker aus Obst. Hängen mehrere Fruktose-Moleküle aneinander, spricht man von „Oligo-Fruktose".

GABA:
Gamma-Amino-Buttersäure. Neurotransmitter, der für Ruhe und Ausgeglichenheit sorgt.

Glukosetoleranz:
Die Fähigkeit des Körpers, den Blutzuckerspiegel konstant zu halten – auch nach einer Zuckerorgie. Ist sie gestört, ist dies die Vorstufe zum Diabetes, zur Zuckerkrankheit.

Glutamat:
Aminosäure, die selbst auch als Neuotransmitter wirken kann. Sie putscht auf. Häufig ist sie als Geschmacksverstärker vor allem in asiatischen Gerichten enthalten („Natrium-Glutamat"). Manche Menschen reagieren auf ein solches Essen mit Herzklopfen oder zittrigen Händen. Dies ist auf den Neurotransmitter zurückzuführen und trug diesen Anzeichen den Namen „China-Restaurant-Syndrom" ein.

Hyperglykämie:
Überzuckerung

Hypoglylämie:
Unterzuckerung

Insulin:
Blutzuckerregulierendes Hormon

Inulin:
Kohlenhydrat, das vom Menschen nicht verwertet werden kann, aber gutartigen Darmbakterien als Futter dient. Nicht zu verwechseln mit dem Hormon Insulin.

Katecholamine:
Oberbegriff für eine ganze Gruppe von Neurotransmittern. Dazu zählen das Dopamin, das Noradrenalin und das Adrenalin.

Kohlenhydrate:
Energieträger in unserer Nahrung. Ihre Grundbausteine sind Zuckermoleküle. Kohlenhydratreiche Lebensmittel sind beispielsweise Nudeln, Kartoffeln Hülsenfrüchte, Getreide oder Brot.

Lysin:
Aminosäure, Vorläufersubstanz des L-Carnitins, das wiederum den Eiweißstoffwechsel beeinflußt.

Nervenbotenstoffe:
siehe Neurotransmitter

Neuropeptide:
Eiweißverbindungen, die – wie auch die Neurotransmitter – Botenfunktion im Gehirn übernehmen können. Sie sind noch nicht lange bekannt, viele von ihnen noch kaum erforscht.

Neurotransmitter:
Nervenbotenstoffe. Chemische Überträgersubstanzen, die helfen, den Spalt zwischen zwei Nervenzellen zu

überwinden. Sie übernehmen den elektrischen Reiz und tragen ihn zur nächsten Nervenzellen weiter. Es gibt viele verschiedene Neurotransmitter mit den unterschiedlichsten Aufgaben. Einige putschen auf, andere wiederum machen uns müde und träge.

Oligo-Fruktose:
Siehe Fruktose

Oligopeptide:
Zusammengekettete Peptide.

Parkinson'sche Krankheit:
Schüttellähmung. Bei der Parkinson'schen Krankheit sterben im Gehirn diejenigen Zellen ab, die für die Produktion von Bewegungs-Neurotransmittern zuständig sind. Gerät ihre Herstellung aus dem Gleichgewicht, klappt auch die Körper-Koordination nicht mehr: der Betroffene leidet an typischem Zittern und Steifheit.

Peptide:
kurzkettige Eiweiße, die der Körper besonders gut aufnehmen und für seine Zwecke umbauen kann.

Phosphatidylcholin:
Phospholipid, dessen Funktion ähnlich des Phosphatidylserins ist.

Phosphatidylserin:
Verbindung aus Phosphat und Serin, aus ihr sind die Zellwände der Nerven aufgebaut. Sie ist damit ein Grundbaustoff für Nerven schlechthin.

Phytochemicals:
Siehe „Sekundäre Pflanzeninhaltsstoffe".

Positionen-Emissions-Tomographie („PET"):
Die Möglichkeit, Körperteile und Organe bildlich dar-
zustellen. Dabei werden kurzzeitig radioaktive
Substanzen gespritzt, die dann beispielsweise bestimmte Hirnbereiche je nach Durchblutungsgrad in
unterschiedlichen Farben darstellen.

probiotisch:
wörtlich: für das Wachstum. Probiotika sind Substanzen und Nahrungsmittel, die das Gedeihen einer
positiven Darmflora fördern.

Radikalfänger:
Synonym für „Antioxidantien".

Sekundäre Pflanzeninhaltsstoffe:
Wirkstoffe aus Obst und Gemüse, die erst seit kurzem
im Mittelpunkt der Forschung stehen. Typischerweise
zählen hierzu die Stoffe, die Früchten und Gemüse
Geruch und Geschmack geben. Einige von ihnen wirken gefürchteten Krankheiten wie Krebs entgegen,
andere werden von der Naturheilkunde sogar zur
Behandlung von Krankheiten genutzt.

Serototonin:
Beruhigender Neurotransmitter,
Vorstufe des Melatonins

Synapse:
Spalt und gleichzeitig Kontaktstelle zwischen zwei
Hirnnerven.

Tryptophan:

Aminosäure, Vorstufe der des Neurotransmitters Serotonin und Melatonin, die u.a. den Schlaf anstoßen und ruhig machen.

Tyrosin:

Aminosäure. Sie ist die Schlüsselfigur und Ausgangssubstanz für eine ganze Reihe von Neurotransmittern. Der Körper kann Tyrosin selbst herstellen, braucht hierzu allerdings die Aminosäure L-Phenylanin aus der Nahrung

INDEX

A

B

C

D

E

F

G

H

I

R

S

T

V